看護につなぐ
人体の 構造と機能

編著　池西靜江　　医学監修　竹内修二

照林社

執筆者等一覧

編　集 | **池西靜江**
鹿児島医療技術専門学校 学科顧問　Office Kyo-Shien 代表

医学監修 | **竹内修二**
元常葉大学健康プロデュース学部 学部長・教授

執　筆 | **池西靜江**
鹿児島医療技術専門学校 学科顧問　Office Kyo-Shien 代表

今村　恵
鹿児島医療技術専門学校 看護学科 専任教員

出口美代子
鹿児島医療技術専門学校 看護学科 専任教員

花園千恵子
鹿児島医療技術専門学校 看護学科 専任教員

はじめに

　入学当初から開講する人体の構造と機能（解剖生理学）は、「難しくてよくわからない」「どのように看護につながるのかがわからず、興味が持てない」という声をよく耳にします。その後、臨地実習が始まると人体の構造と機能の知識が必要であることは認識するのですが、それを得意分野にすることができないまま学年が進み、国家試験を前に「もっと人体の構造と機能の勉強をしておけばよかった」と言って焦る学生さんを、筆者たちは数多くみてきました。

　看護学において、解剖生理学は「覚える」学問ではなく「使う」学問です。長く看護教員として学生さんとかかわるなかで、「人体の構造と機能の学習が看護につながることをどうしたらうまく伝えられるか」と考えてきました。それが理解できると人体の構造と機能（解剖生理学）の学習に取り組む姿勢が変わり、さらに、臨地実習で活用できると、興味が深まり、さらに学習を進めることができます。そうすると、国家試験前の苦労はなくなるはずです。

　そこでこの度、そんな思いを共有する看護教員の仲間とともに、本書『看護につなぐ人体の構造と機能』を刊行いたしました。

　本書は、看護の大切な仕事である「日常生活の援助」につながる人体の構造と機能に焦点を当てています。解剖生理学は医学の知識として、器官・器官系ごとに学習するのですが、日常生活ではさまざまな器官・器官系を駆使して、自らのニーズを充足するために行動を起こします。したがって、生活行動はどのような器官・器官系を駆使して成り立つのかを理解し、その器官・器官系の構造と機能を学習します。そして、その知識を活用して、何らかの健康障害によって自ら充足行動がとれなくなる病態を理解するとともに、それを看護につなげるように学ぶことが大切です。本書はそのような構成で展開しています。

　本書をしっかり学習して、健康障害をもつ人の看護に役立ててほしいと願っています。

　最後に、本書は看護教員の執筆ですので、看護にはどのような人体の構造と機能の知識が必要なのかはわかっていますが、人体の構造と機能は正確な専門的知識に基づくものでなければなりません。そこで、解剖学のご専門で、医学博士の竹内修二先生に医学監修をお願いしました。竹内先生に心からお礼申し上げます。

　ぜひ、本書で人体の構造と機能を楽しく学び、その知識を身につけて、看護の場面で活用してください。

令和6年2月

著者代表　池西　靜江

CONTENTS

本書の特徴

●看護実践に役立てるために
「覚える知識」から「活用する知識」へ

　看護基礎教育では、指定規則の第5次改正による、専門基礎分野の知識を看護につなげることが求められています。そのため本書では、従来、器官・器官系ごとに学んできた人体の構造と機能を、生活行動ごとにさまざまな器官・器官系を合わせて学ぶことで、生活行動に支障をきたす病態を理解し、必要な支援につなぐことができるように展開しました。知識を定着させるワークや学びを深める事例も充実しています。

本書の構成

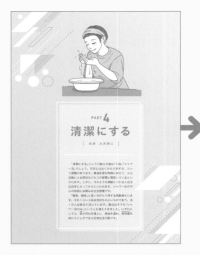

人体の構造と機能を
器官・器官系ごと
ではなく
生活行動から解説

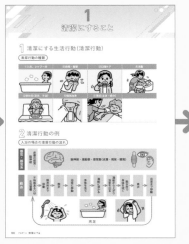

導入として
生活行動と人体の構造と
機能のつながり
についてやさしく紐解く

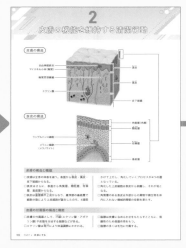

生活行動を可能にする
人体の構造と機能
を学ぶ

本書で取り上げる生活行動

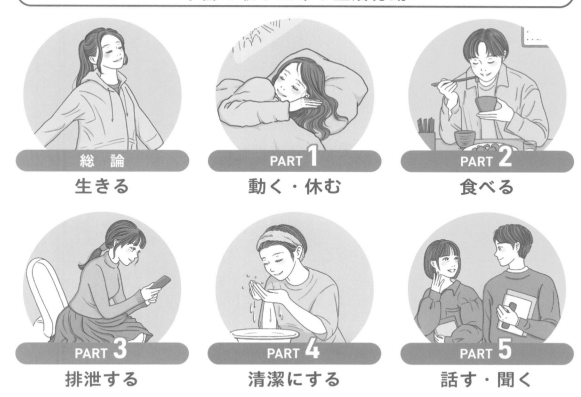

総　論
生きる

PART 1
動く・休む

PART 2
食べる

PART 3
排泄する

PART 4
清潔にする

PART 5
話す・聞く

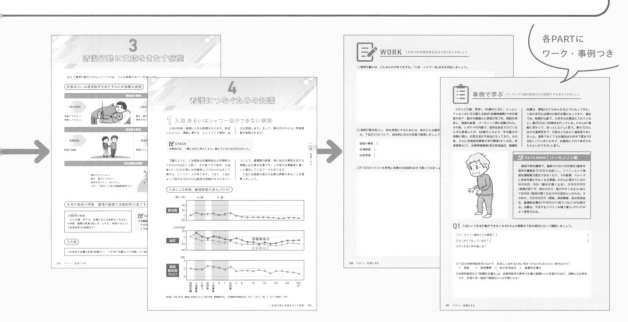

各PARTに
ワーク・事例つき

生活行動に支障をきたす
病態と必要な支援を知る

知識の定着を図るワークと
学びを深める事例つき

[カバーイラスト] Tokoyama Suzuri

[装丁] 　　　　　山崎平太（ヘイタデザイン）

[本文デザイン] 　山崎平太（ヘイタデザイン）、山中里佳（株式会社ウエイド）

[DTP] 　　　　　山中里佳（株式会社ウエイド）

[本文イラスト] 　Tokoyama Suzuri、コルシカ、森崎達也（株式会社ウエイド）、
　　　　　　　　日の友太、Igloo*dining*

[メディカルイラスト] 今﨑和広

●人体に関する数値や検査値は、成書を参考に汎用されている数値に基づいています。
●検査基準値などは測定法によっても異なり、各施設でそれぞれ設定されているものも多くあります。本書を活用する際には、あくまでも参考になる値としてご利用ください。
●本書で紹介しているケアやアセスメント法などは、著者が臨床例をもとに展開しています。実践により得られた方法を普遍化すべく努力しておりますが、万一、本書の記載内容によって不測の事態等が起こった場合、執筆者、出版社はその責を負いかねますことをご了承ください。

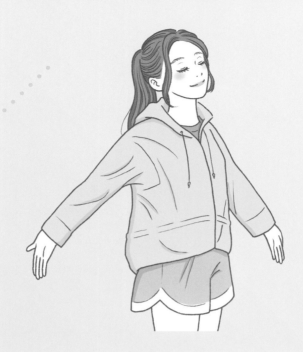

生きる

| 執筆　池西靜江 |

　「生きている」ということはどういうことでしょう。

　外部から酸素や栄養素を人体に取り入れ、体内で、エネルギーを生み出し、人体の構成成分として必要なものを合成し、いらなくなったものを外に排泄する、という営みによって、人は「生きている」のです。外から、酸素や栄養素が取り入れられなければ人は生きていけません。そして、取り入れたものをうまく体内で処理し、エネルギーを生み出し、人体に必要な成分を合成できなくては人は生きていけません。また、不要なものを排泄できなくては、人は生きていくことはできません。

1 システムの考え方

1 システムとは

　人が「生きている」ということについて、「システム」の考え方で理解しましょう。最近は「コンピュータシステム」「地域包括ケアシステム」などと「システム」という言葉がよく使われるようになりました。

　「システム」については、さまざまな分野で広く使われる言葉ですが、私たちが参考にしたい「システム」の考え方は、20世紀半ば、L.V.ベルタランフィによって開発された「一般システム理論」とそれをもとにしたJ.G.ミラーの「生物体システム理論」です。その重要な概念は、各要素はバラバラに存在するのではなく、相互に影響し合って、大きな統合体として存在する、という「全体性」を示すところだと考えます。

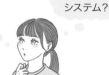

コンピュータシステム？

地域包括ケアシステム？

　さらにシステムについて、いくつかの文献を参考に、筆者の言葉で説明します。

> **システムとは**
> 　いくつかの要素（部分）が、相互に作用し合いながら、全体として機能するまとまりや仕組みのことをシステムという。そして、大きなシステム（上位のシステム）の部分を構成する要素をサブシステム（下位のシステム）という。

　システムについて、その大切な要素をまとめると以下になります。

> 1) いくつかの部分（要素）があって、それが相互に作用し合って、全体としてまとまっている。
> 　➡各部分（要素）に分けることはできるが、決してバラバラではない。
> 2) 一つのシステムには、独自の構造や機能をもつサブシステムが存在する。
> 3) サブシステムは、上位のシステムの目的達成に向けて、各部分の役割を遂行するように割り当てられている。

システムの考え方

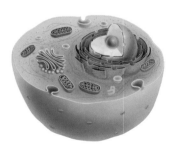

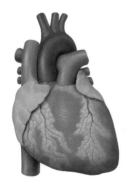

| 細胞 | →集合→ | 組織 | →集合→ | 器官・器官系 | →集合→ |

下位のシステム　サブシステム　←

2 人をシステムで考える

細胞の集合体は**組織**となり、それぞれの機能を発揮します。そして、組織の集合体が**器官**でその集合体が**器官系**で、それぞれの機能を発揮します。そして、それらの集合体が**個体（人）**となります。その個体（人）が集合して**家族**をつくります。家族が集合して**地域・社会**をつくります。そんな考え方を示したのが**下図**です。

別の言い方をすれば、個体（人）が「生きる」ためには、**サブシステム（器官・器官系）**が相互に作用し合いながらうまく機能しないと生きていけない、ともいえると思います。さらに個体（人）はそれぞれの役割・機能を発揮しながら、集合して、助け合いながら個体（人）を超えた機能を発揮する家族をつくります。これが**家族システム**の考え方です。そして、家族が集まって**地域・社会**をつくります。

このようにシステムは広く捉えることもできるのですが、ここでは、**個体（人）を上位のシステムとしたサブシステム**に目を向けたいと思います。細胞の集合体（細胞が一定の配列・形態のもとに集合したもの）が**組織**です。組織（上皮組織や結合組織など）は、組織としての機能を発揮します（**P.4表**）。

そして、組織の集合体が、**器官**（肉眼で見える形のものを指す）です。さらに、器官がいくつか組み合わさって、**器官系**をつくり、特徴的な生理的機能をもちます（呼吸器系、循環器系、消化器系、神経系など）。その器官・器官系は、互いに作用し合いながら、人（上位のシステム）が「生きていく」ために、その機能を果たします。したがって、ここでは、個体（人）を上位のシステムと捉え、そのサブシステムとしての器官・器官系を主に扱うことにします。

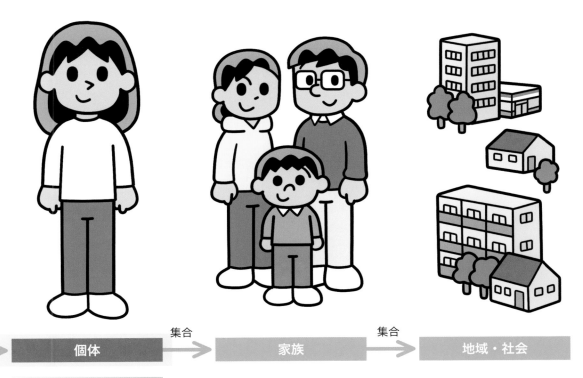

個体 → 集合 → 家族 → 集合 → 地域・社会

上位のシステム

本書では個体（人）を上位のシステム（大きなシステム）として、器官・器官系を下位のシステム（サブシステム）として考えていきます

組織の種類と機能

種類	主な細胞	役割・機能等
上皮組織	扁平上皮、円柱上皮、移行上皮、腺上皮などの細胞が集合・配列してできる。	● 身体の内外を被う組織で、体表の保護、吸収・分泌、感覚受容などのさまざまな機能をもつ。 ● 皮膚の上皮層を表皮という。胸膜・心膜・腹膜などの体腔を被うのは漿膜、消化器・呼吸器・泌尿器・生殖器などの管腔臓器の内腔を被うのは粘膜である。血管やリンパ管の内腔を被う上皮を特に内皮と呼ぶ。 ● 分泌機能の発達した腺細胞が集まって腺をつくる。腺上皮が落ち込み、導管をつくり分泌物を出す腺を外分泌腺、導管がなく、直接、血液に分泌物を出す腺を内分泌腺という。
筋組織	骨格筋細胞、平滑筋細胞、心筋細胞などが集合して、それぞれ骨格筋、平滑筋、心筋ができる。	● 骨格筋を構成する筋線維は、内部にアクチンとミオシンのフィラメントが束になって並んでおり、顕微鏡でみると横紋が観察される。さらに運動ニューロンの終末が結合しているため、中枢神経からの刺激に従って動かすことができる随意筋である。 ● 心筋は心臓の壁をつくる。骨格筋と同様の構造をもち横紋が観察されるが、自律神経によって調節される不随意筋である。 ● 平滑筋は内臓筋で、内腔をもつ臓器の筋層や血管などの壁を構成する。細胞質のなかにアクチンとミオシンは豊富にあるが、束をつくらないため、顕微鏡でみても横紋は観察されない。自律神経やホルモンによって調節される不随意筋である。
結合組織	**結合組織**：線維芽細胞や脂肪細胞が集合してできる、基質がゼル状の結合組織。ほかにも結合組織内には遊走性の細胞、リンパ球、好中球、マクロファージ、肥満細胞などがある。	細胞や組織の間を埋め、体を支持する役割がある。骨や筋などに分布する神経や血管の通り道の役割もある。骨組織や軟骨組織は特殊な結合組織で別枠で示す。 ● 線維性結合組織（筋膜や真皮、靱帯など） ● 疎性結合組織（器官の間質や皮下などの軟らかい組織など） ● 弾性組織（大動脈の壁など） ● 細網組織（リンパ節や骨髄など） ● 脂肪組織（皮下組織など）
	骨組織：骨芽細胞が膠原線維を分泌して、リン酸カルシウムを沈着させて固い骨基質をつくり、その間隙に骨細胞が納まる。	骨基質をつくるのは骨細胞で、骨組織は基質が代謝され、絶えず入れ替わっている。骨組織は体を機械的に支持する役割がある。
	軟骨組織：軟骨細胞がいくつか集合して、軟骨基質（コラーゲン線維・ムコ多糖類）とともに軟らかい軟骨組織をつくる。	関節や耳介・椎間円板などにある。軟骨基質の成分で硝子軟骨、弾性軟骨、線維軟骨などに分かれる。ほとんどの骨は軟骨で形がつくられ、いくつかの場所で成長し、骨に置き換わる。
神経組織	中枢神経と末梢神経がある。ニューロン（神経細胞）とそれを支える支持細胞からつくられる。	ニューロンは、神経細胞体と突起（樹状突起、軸索）からなり、神経の興奮を受け取り、遠くまで伝える役割をする。

「開放システム」としての「人」

1 開放システム・閉鎖システム

外部から酸素や栄養素を人体に取り入れ、体内でエネルギーを生み出し、人体の構成成分として必要なもの(血液・筋肉・骨など)を合成し、要らなくなったものを外に排出するしくみは「開放システム」です。

システムには2つの型があります。「閉鎖システム」と「開放システム」です。「閉鎖システム」は外部(環境)と隔絶し、外部の影響を受けないシステムで右図のようなイメージです。びんの中の酸素がなくなると、ろうそく本体は残っていても火は消えます。このような実験的な環境が閉鎖システムで、私たちが生活する環境ではあまりみられません。実際の環境は個体(人)だけでなく、家族システム、地域・社会もまわりと相互作用しながら存在する開放システムと考えられます。

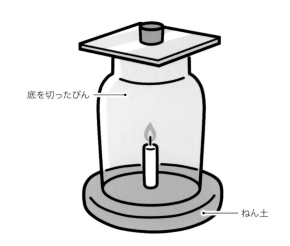

閉鎖システムの例:ろうそくの燃える実験

底を切ったびん

ねん土

2 人は開放システムだから生きることができる

人が生きているのは開放システムであるから、といえると思います。ろうそくのイメージ図でも、上の蓋が開いていて、外から酸素が供給されるならば、ろうそく本体が燃え尽きてしまうまで、燃え続けることができます。これが外部(環境)と相互作用する開放システムです。外部から酸素や栄養素を受け取り、体内で処理をして、不要になったものは外部(環境)に戻します。

P.6図をみてみましょう。人は開放システムですので、外部(環境)から情報や酸素、栄養素などを取り込みます。ご飯(糖質)を食べた(取り入れた)という設定で説明します。ご飯(糖質)は口の中で咀嚼(そしゃく)して唾液アミラーゼ、その後、食道・胃を経由し、十二指腸に達して膵アミラーゼで分解(消化)されて麦芽糖(マルトース)になります。その後、小腸でマルターゼなどによってブドウ糖(グルコース)まで分解されます。ブドウ糖(グルコース)にまで分解され

たら、血液に入り門脈を通って肝臓に運ばれて代謝を受けます(この過程は消化器系のサブシステムが機能します)。

代謝の過程を簡単に説明します。ブドウ糖($C_6H_{12}O_6$)は十分な酸素の供給によって、解糖過程を経て、2つのピルビン酸($C_3H_4O_3$)になります。その後、ピルビン酸は共通代謝回路で、酸化されて、CO_2とH_2Oに分解されます。その過程で38 ATPが産出されるのです。それを化学式で表すと

$$2\,C_3H_4O_3 + 5\,O_2 \rightarrow 6\,CO_2 + 4\,H_2O + 38\ ATP$$

となります。

化学式が苦手な人も、次のように理解するとよいでしょう。ブドウ糖は酸素が十分供給されたら、肝臓で代謝されて、二酸化炭素(CO_2)と水(H_2O)になります。この代謝によって38ATPがつくられます。CO_2は呼吸器系のサブシステムを通して呼気から、不要なH_2Oは腎泌尿器系のサブシステムを通して尿

として、排出されます。ATPは加水分解によりエネルギーを放出し、それにより筋肉が収縮します。つまり活動するのに必要なエネルギーをつくると考えてください。

また、代謝は熱を産生します。つまり体温を維持します。この代謝過程で大切なのが、十分な酸素が供給されることです。酸素を取り入れるには呼吸器系のサブシステムが機能します。

人は生きていくために、外部から栄養素等を取り入れ、体内で主に、呼吸器系、消化器系、循環器系、腎泌尿器系のサブシステムの機能を活用し、代謝を行い、不要になったもの（代謝産物など）は外部に戻しているのです。ほかにも、食べる行為や消化吸収には、脳神経系・運動器系や内分泌系のサブシステムが機能していることも覚えておきましょう。このように見ていくと、人はすばらしい開放システムということがわかると思います。

☑ CHECK
● 代謝とは、体内や細胞内で起こる化学反応を指し、エネルギーを生み出し、人体に必要な成分を合成することをいう。

開放システムとしての人

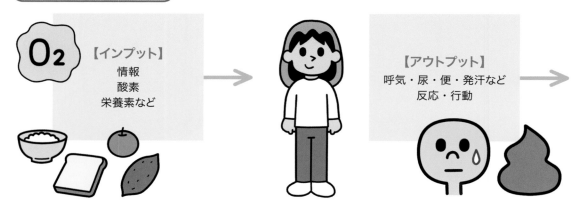

【インプット】
情報
酸素
栄養素など

【アウトプット】
呼気・尿・便・発汗など
反応・行動

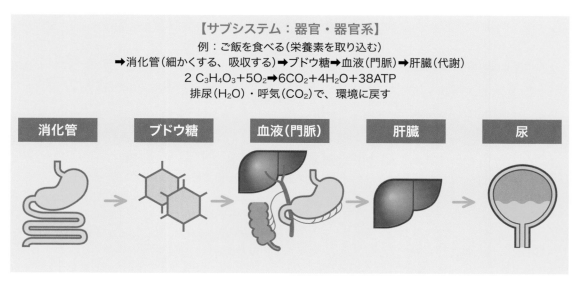

【サブシステム：器官・器官系】
例：ご飯を食べる（栄養素を取り込む）
➡消化管（細かくする、吸収する）➡ブドウ糖➡血液（門脈）➡肝臓（代謝）
$$2\ C_3H_4O_3 + 5O_2 \rightarrow 6CO_2 + 4H_2O + 38ATP$$
排尿（H_2O）・呼気（CO_2）で、環境に戻す

| 消化管 | ブドウ糖 | 血液（門脈） | 肝臓 | 尿 |

人が生きるために必須の物流システム（主に呼吸器系／血液・循環器系）

　人が生きるためには、人体のすべてのサブシステムがうまく機能しないといけないのですが、そのなかでも、人の「生命」に直結するのが物流にかかわる呼吸器系、血液・循環器系のサブシステムです。これから扱うすべての生活行動の前提ともいえるものですので、ここで学習します。

1 呼吸器系

　前述しましたが、代謝には酸素が必要です。人の最も小さなサブシステムである細胞（ミトコンドリア）は呼吸運動で取り入れた酸素を活用して、エネルギーを産出し、このエネルギーがそれぞれの細胞の機能を活発にします。呼吸器を介してうまく外から酸素を取り込めないと、細胞は死にます（壊死）。そして、それは人の死にもつながります。酸素は生きていくうえで欠かせないものです。

　外部からの酸素の取り込みができるのは呼吸器系のサブシステムだけです。酸素の取り込みが十分でないと、その不足を呼吸困難という症候で知らせま

す。「息が苦しい」という自覚症状です。人はふだん、息をすることを意識して行ってはいません。それを意識して行わないといけない状態が呼吸困難です。

　呼吸困難を感じたら、まず自助努力で、呼吸回数を増やし努力呼吸を行います。それでも不足であれば、医師の指示のもとでの酸素吸入が必要です。このように、酸素の供給が十分であることが生きていくためには必要なのです。

　では、呼吸器の構造と機能について、大切なところを確認していきます。

呼吸器の構造

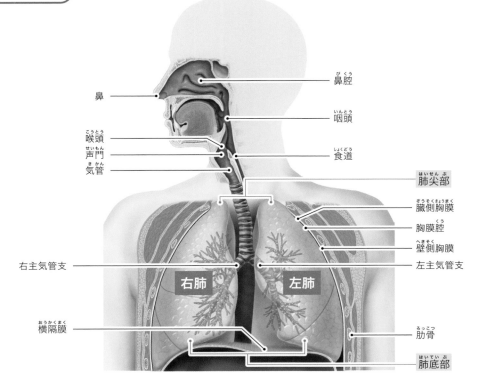

呼吸器の構造

□ 呼吸器は、上気道・下気道からなる気道(空気の通り道)と、肺胞(ガス交換を行う)からなる。

□ 上気道と下気道は喉頭で分かれる。喉頭(発声器官でもある)までは上気道、そこから下の気管、気管支・細気管支は下気道である。

□ 空気を通すために、気管はU字形の気管軟骨で囲まれている。背中側には食道がある。

□ 気道は空気の通り道なので、異物・喀痰や気管支の収縮などがあると空気は通りにくくなる。

□ フィジカルイグザミネーションで聴診(呼吸音を聴取)すると喀痰貯留や気管・気管支等の閉塞がわかる。

□ 肺は、胸郭(胸骨・肋骨・胸椎で構成)と横隔膜で形成される胸腔の中にある。胸腔内圧は常に陰圧(大気圧より低い)である。

□ 右肺は、上・中・下葉の3葉あるが、左肺は心臓があるため、上・下の2葉である。

□ 肺や気道を栄養する血管は気管支動脈・気管支静脈、肺の機能を遂行する血管は肺動脈(静脈血が流れる)・肺静脈(動脈血が流れる)である。

呼吸運動

吸気時

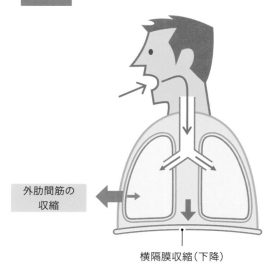

外肋間筋の収縮

横隔膜収縮(下降)

呼気時

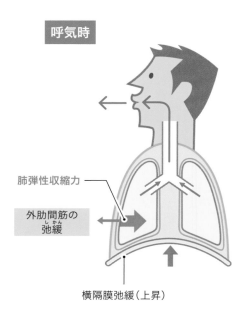

肺弾性収縮力

外肋間筋の弛緩

横隔膜弛緩(上昇)

呼吸運動

□ 呼吸とは体内に酸素を取り入れ、不要な二酸化炭素を排出することで、換気ともいう。

□ 呼吸は呼吸運動で行われる。延髄にある呼吸中枢が神経を介して、その刺激を呼吸筋(外肋間筋、横隔膜など)に伝えることで呼吸ができる。

□ 外肋間筋と横隔膜が収縮することで、胸腔が広がり、陰圧が強くなり、吸気が起こる。

□ 外肋間筋と横隔膜が弛緩することで、胸腔が狭くなり、陰圧が弱まる。同時に、肺胞の自ら縮もうとする力(肺弾性収縮力)がはたらき、呼気が起こ

る。

□ 呼吸運動を調節するのは、①神経、②化学受容器、③肺の伸展受容器である。

□ 呼吸中枢は化学受容器や肺の伸展受容器からの情報(血中の酸素濃度・二酸化炭素濃度が化学受容器を介して、肺の伸展受容器の興奮が迷走神経を介して伝えられる)で呼吸の数や深さを調節する。

□ それでも換気量が足りない場合は、補助呼吸筋(斜角筋、胸鎖乳突筋、肩甲挙筋、大胸筋など)を使って呼吸する(努力呼吸)。

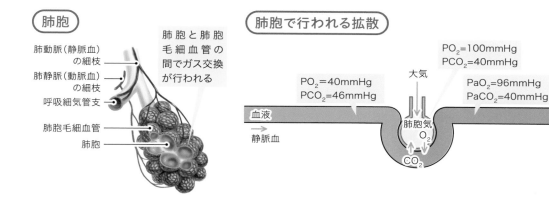

肺胞

- 肺動脈(静脈血)の細枝
- 肺静脈(動脈血)の細枝
- 呼吸細気管支
- 肺胞毛細血管
- 肺胞

肺胞と肺胞毛細血管の間でガス交換が行われる

肺胞で行われる拡散

PO_2=40mmHg
PCO_2=46mmHg

大気

PO_2=100mmHg
PCO_2=40mmHg

PaO_2=96mmHg
$PaCO_2$=40mmHg

血液

静脈血

肺胞気
O_2
CO_2

動脈血

ガス交換

□肺胞で行うガス交換を**外呼吸**、体内の組織で行うガス交換を**内呼吸**という。一般に呼吸といえば外呼吸を指す。

□肺胞では拡散(濃度の濃いところから薄いところ

に移動する)によってガス交換を行う。

□換気・拡散を経て血液に取り込まれた酸素のほとんどは、**ヘモグロビン**と結合して、組織に運ばれる。

2 血液／循環器系

呼吸で取り入れた酸素や消化器で取り入れた栄養素を体のすみずみの細胞にまで運び、不要になったものを運び出す役割を担うのが**血液**であり、その流通を可能にするのが**循環器系**のサブシステムです。

呼吸器系とはセットで捉えたいサブシステムで、流通が途絶えると人の「生命」に直結するため重要なサブシステムです。

まず、血液から学習していきましょう。

血液の成分と役割

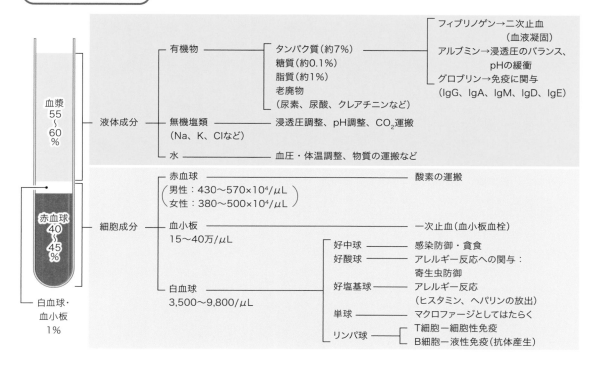

血漿 55〜60%

赤血球 40〜45%

白血球・血小板 1%

- 液体成分
  - 有機物
    - タンパク質(約7%)
      - フィブリノゲン→二次止血(血液凝固)
      - アルブミン→浸透圧のバランス、pHの緩衝
      - グロブリン→免疫に関与(IgG、IgA、IgM、IgD、IgE)
    - 糖質(約0.1%)
    - 脂質(約1%)
    - 老廃物(尿素、尿酸、クレアチニンなど)
  - 無機塩類(Na、K、Clなど) — 浸透圧調整、pH調整、CO_2運搬
  - 水 — 血圧・体温調整、物質の運搬など
- 細胞成分
  - 赤血球(男性:430〜570×10^4/μL 女性:380〜500×10^4/μL) — 酸素の運搬
  - 血小板 15〜40万/μL — 一次止血(血小板血栓)
  - 白血球 3,500〜9,800/μL
    - 好中球 — 感染防御・貪食
    - 好酸球 — アレルギー反応への関与:寄生虫防御
    - 好塩基球 — アレルギー反応(ヒスタミン、ヘパリンの放出)
    - 単球 — マクロファージとしてはたらく
    - リンパ球 — T細胞—細胞性免疫 / B細胞—液性免疫(抗体産生)

血液の分化と成熟

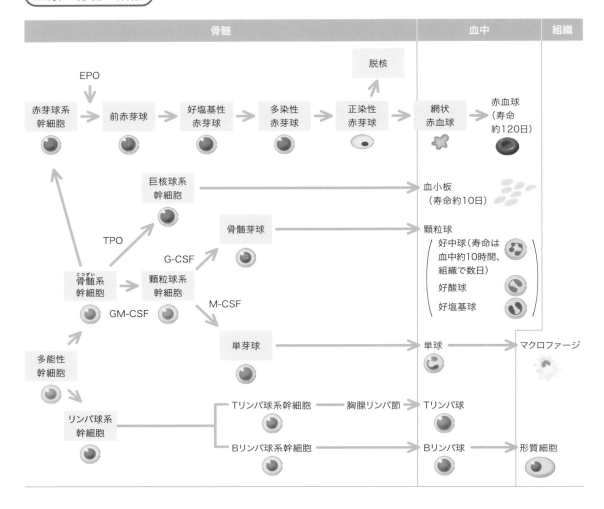

| 骨髄 | | 血中 | 組織 |

- 赤芽球系幹細胞 →(EPO)→ 前赤芽球 → 好塩基性赤芽球 → 多染性赤芽球 → 正染性赤芽球(脱核)→ 網状赤血球 → 赤血球(寿命約120日)
- 骨髄系幹細胞 →(TPO)→ 巨核球系幹細胞 → 血小板(寿命約10日)
- 骨髄系幹細胞 →(GM-CSF)→ 顆粒球系幹細胞 →(G-CSF)→ 骨髄芽球 → 顆粒球 [好中球(寿命は血中約10時間、組織で数日)、好酸球、好塩基球]
- 顆粒球系幹細胞 →(M-CSF)→ 単芽球 → 単球 → マクロファージ
- 多能性幹細胞 → リンパ球系幹細胞
  - Tリンパ球系幹細胞 → 胸腺リンパ節 → Tリンパ球
  - Bリンパ球系幹細胞 → Bリンパ球 → 形質細胞

血液

□血液は細胞外液である。細胞を取り巻く環境ともいえる。

□血液は血球という細胞成分と、血漿という液体成分からなる。

□細胞成分は血液の約45%を占める。大きく分けて赤血球・白血球・血小板の3つである。そのうちの約99%は赤血球であり、血液が赤いのはこの赤血球のなかのヘモグロビンの色である。それぞれの主要な役割はP.9図を参照。

□血球は骨髄で分化を繰り返して、末梢血で成熟して、それぞれの機能を発揮する。

□血漿は血液の約55%を占める。水以外に、無機塩類（ミネラル）、有機物（タンパク質、脂質・糖質、老廃物など）がある。

□血漿タンパクはアルブミン、グロブリン、フィブリノゲンで、それぞれ重要な役割をもつ。

□血液のはたらきは、酸素や二酸化炭素、栄養素や老廃物を運搬する以外にホルモンも運ぶ。

□ほかに大切なはたらきとして、恒常性の維持[膠質（タンパクのこと）浸透圧の維持、pHの調節]、防御機能（免疫機能）、止血の機能などがある。

□血球数の異常は病気につながる。赤血球数の減少は貧血になり、活動量に耐えられなくなり、倦怠感が出現する。白血球数の減少は免疫機能の低下をもたらし、感染しやすくなる。血小板数が少なくなると出血しやすく止血しにくくなるので、気をつけなくてはいけない。

□血漿タンパクであるアルブミンの低下は低栄養となる。

血液の pH の決定因子

正常

pH 7.4

pH

$$\dfrac{HCO_3^-}{PaCO_2}$$

アルカローシス

7.45 pH

pH

$$\dfrac{HCO_3^-}{PaCO_2}$$

アシドーシス

7.35 pH

pH

$$\dfrac{HCO_3^-}{PaCO_2}$$

□ 血液のpHはHCO₃⁻とCO₂の濃度により決定する。それをわかりやすくシーソーにたとえたのが上の図である。

□ 血液のpHは7.35〜7.45の弱アルカリで狭い範囲で恒常性を保っている。血液のpH 7.35を下回ればアシドーシス、pH 7.45を上回ればアルカロ

ーシスを呈し、生命の危機に陥ることもある。

□ 血液のpHの調節は、呼吸器と腎臓が担っている。呼吸器では呼気から二酸化炭素（CO₂）の排泄、腎臓での重炭酸イオン（HCO₃⁻）の排泄・再吸収がかかわる。

循環器系

□ 循環の原動力は心臓である。それを運ぶルートが血管である。

□ 循環の言葉どおり、めぐって元に戻ってくるので、体循環の場合は、心臓の左心室から出て全身をめぐって、心臓の右心房に戻ってくる。肺循環の場合は、心臓の右心室から出て、肺を循環して、左心房に戻ってくる。

血液の循環

体循環：左心系
全身に血液を供給するための経路

肺循環：右心系
肺に血液を供給するための経路

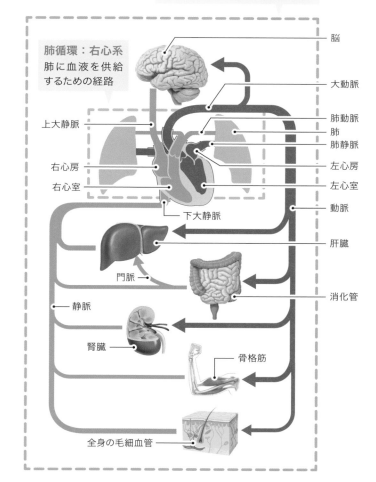

脳
大動脈
肺動脈
肺
肺静脈
左心房
左心室
動脈
肝臓
消化管
静脈
腎臓
骨格筋
上大静脈
右心房
右心室
下大静脈
門脈
全身の毛細血管

血管

- □血管には、動脈と静脈と毛細血管がある。心臓から出る血管を動脈、心臓に戻る血管を静脈という。
- □動脈・静脈は内膜・中膜・外膜の3層からなる。
- □動脈は中膜が発達し、平滑筋・弾性線維により、伸展性がある。特に太い動脈は弾性線維が多く、血圧や血液量の変化に対応できるように伸展する。逆に細い動脈（細動脈）は平滑筋が多く、血流を体のすみずみにまで送れるように、抵抗・分配を調節する。
- □静脈壁は、動脈壁に比べて薄く、静脈還流量を維持するために内腔が広くなっている。
- □太い（直径1mm以上）静脈（特に四肢の静脈）には逆流を防ぐ弁がある。
- □血管を流れる血液のうち、酸素や栄養素に富む血液を動脈血、酸素を手放し二酸化炭素を多く含む血液を静脈血という。
- □動脈は分岐を繰り返して、大動脈➡細動脈➡毛細血管になって、細静脈を経て静脈になる。
- □毛細血管から漏れ出た血漿の一部はリンパ管に吸収される。
- □リンパ管を流れる間質液をリンパ（液）といい、リンパ管を移動しながら、細胞に必要な物質を供給し、老廃物を運ぶ役割を担っている。リンパ管は最終的に静脈角に注ぎ、血液循環系に戻る。
- □動脈血の循環がうまくいかないと、循環不全、ショックなどを引き起こす。静脈血の循環がうまくいかないと静脈還流が滞り、浮腫や肺うっ血が起こる。

血管の構造

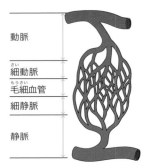

動脈
細動脈
毛細血管
細静脈
静脈

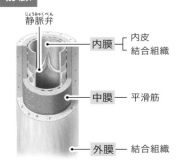

静脈

静脈弁

内膜 ─{ 内皮 結合組織

中膜 ─ 平滑筋

外膜 ─ 結合組織

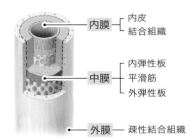

動脈

内膜 ─{ 内皮 結合組織

中膜 ─{ 内弾性板 平滑筋 外弾性板

外膜 ─ 疎性結合組織

心臓

- □心臓は心筋の収縮で、心臓から血液を送り出す（心拍出）。
- □1回の心臓の収縮で左心室から動脈（上行大動脈）に拍出する量は40〜100mL（平均約70mL）で1分間の拍出量（これを心拍出量という）は1回拍出量に1分間の心拍数をかけると算出できる。成人の場合、おおむね5〜7L/分である。
- □1回拍出量が低下する因子に、前負荷の増大（拡張末期の心室容積の増大）・後負荷の増大（高血圧など）・心臓の収縮力の低下がある。
- □心臓には、交感神経と副交感神経の枝が分布しており、拮抗的に作用する。
- □心筋には、冠状動脈が分布して、心筋に酸素などを運んでいる。
- □心臓の収縮は、刺激伝導系で自律性と協調性をもって行われる。
- □刺激伝導系は、洞房結節➡房室結節➡ヒス束➡右脚・左脚➡プルキンエ線維の順に、電気的興奮を伝える。
- □1回の拍動で心臓が収縮し、拡張するまでの周期を心周期という。

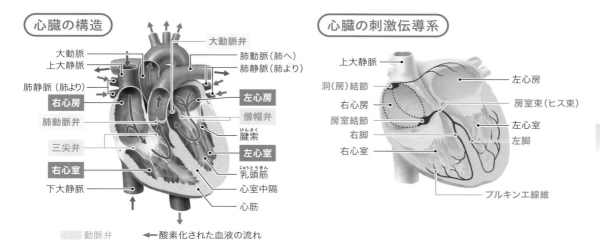

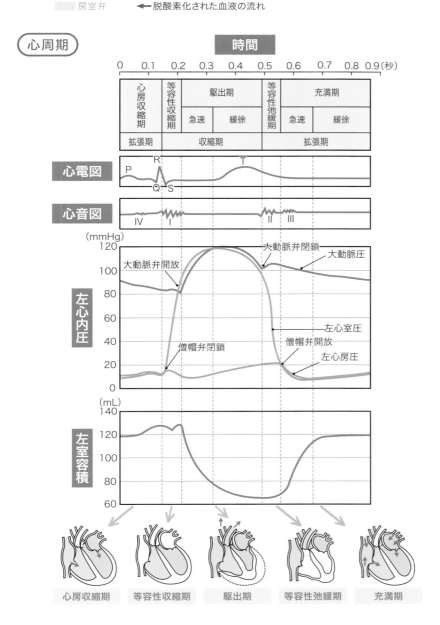

坂井建雄，岡田隆夫：系統看護学講座　専門基礎分野　人体の構造と機能[1]解剖生理学　第11版．医学書院，東京，2022：170．図4-15．を参考に作成

血圧

□ 血圧とは、全身を流れる血液が血管壁に与える圧力である。一般的には動脈圧を指す。

□ 血圧は**心拍出量**と**末梢血管抵抗**の積で表され、血液が動脈を通って体のすみずみに達するには、血圧が必要である。

□ 末梢血管抵抗は**末梢の血管腔の広さ**と考えるとよい。血管が収縮して、血管腔が狭くなると末梢血管抵抗性は**大きく**なる。末梢血管（細動脈）を収縮するのは**交感神経の興奮**による。

□ 血圧が**低い**と、動脈血が体のすみずみまで行き渡らず、細胞・組織にダメージを与える。

□ 血圧が**高い**と、心臓の収縮に負荷がかかり（後負荷増大）、血管損傷（出血など）のおそれがある。

□ 血圧の調節には、**圧受容器**（大動脈弓と頸動脈洞にある）と延髄の血管運動中枢が関与する。

□ 圧受容器の圧が上昇しているときは、血管運動中枢が迷走神経の核を介して**副交感神経**を刺激して、①心拍数抑制、心拍出量を減少させ、血圧を**低下**させる。

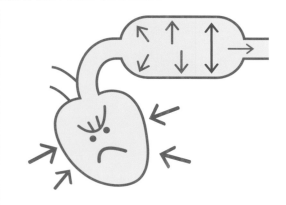

□ 反対に圧が低下しているときは、**交感神経**を興奮させて、①心拍数増加、心拍出量を増加させ、②細動脈を収縮させて、血圧を**上昇**させる。

□ 血圧の上昇因子は、前述の末梢血管（細動脈）の収縮とともに、血液の粘性が挙げられる。

③ 腎臓

　ここで、心拍出量の約1/4〜1/5が流入する**腎臓**について少し学習します。

　腎臓は、開放システムとして、**外部（環境）に戻す**ことにかかわります。前述したように、糖質を摂取すると、水と二酸化炭素になります。不要となった水を排泄するのが腎臓です。腎臓の原動力は血圧です。血圧が低下すると腎臓では尿がつくれなくなります。水以外にも、筋肉運動の結果やタンパク代謝の結果生じる不要な物質（クレアチニンや尿素）や電解質なども排泄します。

　しかし、腎臓の機能は単に不要なものを排泄するだけでなく、必要なものは体に残し（**再吸収**）、人体の恒常性を保つために重要なはたらきをします。

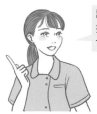

詳細は「PART3 排泄する」のところで学びましょう

4
恒常性の維持（主に神経性調節・液性調節）

　システムの考え方に戻って考えましょう。外部の刺激を受けて、必要なものを体内に取り込んでエネルギーをつくり、さまざまなサブシステムが活動します。そのとき、サブシステムが活動しやすいように、内部の環境を整えることが大切です。

　体温で考えると、人間は恒温動物ですので、外気温が上下しても体温は36〜37℃に保たれています。生きるために行われる代謝に必要な酵素が最も

はたらきやすいのが、体温36〜37℃です。この酵素は温度変化に大変敏感で、わずかな体温の上昇でも代謝がうまくできなくなるといわれています。体温が限界温度を下回れば、代謝ができずエネルギーがつくられないため、活動ができなくなります。したがって、人体は体温を36〜37℃に維持しようとします。その調節にかかわるのが下図のようになっています。

体温の調節（熱産生と熱放散のバランス）

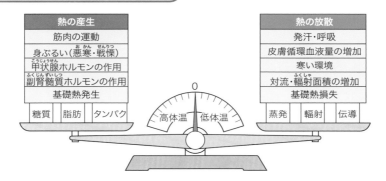

熱の産生		
筋肉の運動		
身ぶるい（悪寒・戦慄）		
甲状腺ホルモンの作用		
副腎髄質ホルモンの作用		
基礎熱発生		
糖質	脂肪	タンパク

熱の放散		
発汗・呼吸		
皮膚循環血液量の増加		
寒い環境		
対流・輻射面積の増加		
基礎熱損失		
蒸発	輻射	伝導

高体温　低体温

　熱の産生と放散のバランスをとって、体温を維持していることがわかります。人体が代謝を行うことができるように、体温を維持して人は生きています。体温維持のためには、図のようにホルモン（甲状腺ホルモン、副腎髄質ホルモン：アドレナリン）が重要な役割を果たしています。血圧の調節（恒常

性を維持）にも、自律神経系のサブシステムが機能していました。

　そこで、恒常性維持のために必要な、神経による調節（神経性調節）とホルモンによる液性調節について学習しましょう。

熱の産生

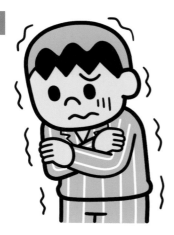

熱の放散

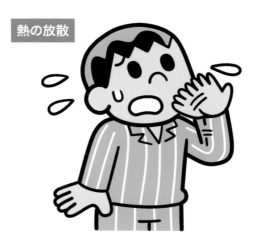

1 神経性調節

　まず、脳神経系のサブシステムについて学習します。脳神経系は外部からの刺激・情報を取り入れて、それを大脳で処理して、必要なサブシステムに伝えて、活動につなぐ器官系といえます。

　例えば、視覚・聴覚などの感覚器で捉えた情報を、末梢神経の知覚神経が受理して、それを求心的に中枢神経に伝え、その信号を大脳で処理して、運動ニューロンを介して、運動器のサブシステムを動かす指令を出します。

　人が適切に安全に活動するには大切なサブシステムといえます。

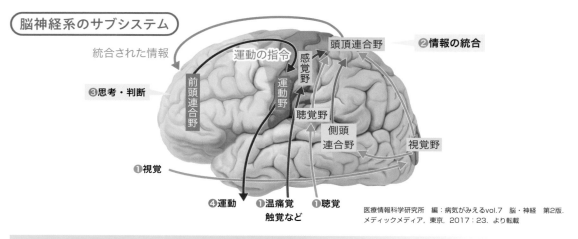

脳神経系のサブシステム

統合された情報
運動の指令
❷情報の統合
頭頂連合野
感覚野
❸思考・判断
前頭連合野
運動野
聴覚野
側頭連合野
視覚野
❶視覚
❹運動　❶温痛覚　❶聴覚
触覚など

医療情報科学研究所　編：病気がみえるvol.7　脳・神経　第2版.
メディックメディア, 東京, 2017：23. より転載

神経系の構造

□神経は、中枢神経と末梢神経に大別される。
□中枢神経は、脳(大脳・間脳・中脳・橋・延髄・小脳)と脊髄[頸髄・胸髄・腰髄(仙髄)]からなる。
□末梢神経は、脳神経と脊髄神経からなる。
□末梢神経は、機能的には体性神経と自律神経に分かれる。

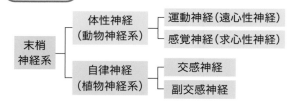

末梢神経

末梢神経系	体性神経(動物神経系)	運動神経(遠心性神経)
		感覚神経(求心性神経)
	自律神経(植物神経系)	交感神経
		副交感神経

神経細胞

□神経組織は、神経細胞と神経膠細胞(グリア)からなる。
□神経細胞はニューロンと呼ばれ、細胞体と突起からなる。
□突起には、樹状突起と神経突起(軸索)の2種類がある。
□樹状突起は、ほかのニューロンから情報や刺激を受け取り、細胞体に求心的に伝える役割がある。
□神経突起(軸索)は、活動電位を遠心的に神経終末に向かって伝える。
□活動電位は、細胞膜の内側の電位(膜電位)に変化が起こり、カルシウムイオンやナトリウムイオンが移動することで生じる。
□ニューロンは、ほかのニューロンなどと接合部(シナプス)を介して連結し、情報や信号を広く伝える。
□神経細胞には、髄鞘をもつ有髄神経細胞と、もたない無髄神経細胞がある。
□有髄神経細胞は髄鞘があるために、信号が飛ぶように伝えられるため伝導速度が速い。運動や感覚を伝える体性神経の多くは有髄神経である。
□無髄神経細胞は髄鞘がないために、信号が伝わるのが遅い。自律神経の節後線維は無髄神経である。
□情報や信号を伝達するには、神経伝達物質(アセチルコリンやノルアドレナリンなど)が必要である。

ニューロンの構造

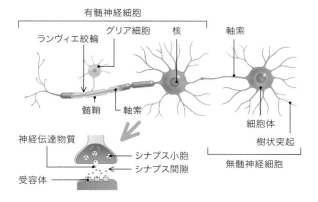

有髄神経細胞

ランヴィエ絞輪　グリア細胞　核　軸索

髄鞘　軸索

細胞体

樹状突起

無髄神経細胞

神経伝達物質

シナプス小胞
シナプス間隙
受容体

シナプスと神経伝達物質

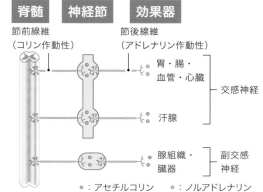

| 脊髄 | 神経節 | 効果器 |

節前線維
（コリン作動性）

節後線維
（アドレナリン作動性）

胃・腸・
血管・心臓 ┐
　　　　　├ 交感神経
汗腺 ┘

腺組織・
臓器 ┐ 副交感
　　 ┘ 神経

● ：アセチルコリン　　● ：ノルアドレナリン

自律神経

□特に恒常性維持に欠かせないのが自律神経である。

□自律神経は前述したように末梢神経に属する。生命にかかわる呼吸・循環・嚥下・排尿などに無意識的・反射的にはたらき、恒常性を維持するのに重要な役割を担う。

□自律神経系は交感神経と副交感神経に分けられ、通常は拮抗的にはたらく。

□自律神経の高次の中枢は視床下部である。

□交感神経は、ストレスや緊張時に体を興奮させ、闘争の態勢を整える。例えば、50m走前の状態

である。瞳孔は開いて目はランラン、気管支は拡張して酸素を十分取り入れようとする、心拍は増加してドキドキする、末梢血管は収縮して血圧は上昇する。エネルギーを消費する状態である。

□副交感神経は、交感神経と拮抗するので、おおむね反対になる。お腹が満腹で眠くなったときの状態である。瞳孔は縮小、目はとろり、気管支は収縮して酸素の取り込みは抑えられ、心拍はゆっくり、腸の蠕動だけは促進されている。エネルギーを蓄えようとする状態である。

交感神経・副交感神経のはたらき

支配器官	交感神経系	副交感神経系
瞳孔	散大	縮小
涙腺	―	分泌促進
唾液腺	―	分泌促進
気管支	拡張	収縮
心筋	心拍数・収縮力の増強	心拍数の低下
冠状動脈	血管拡張	血管収縮
腹部血管	血管収縮	―
骨格筋の血管	血管拡張	―
胃腸の腺	分布血管の収縮	胃液分泌の促進
腸管	蠕動運動の抑制	蠕動運動の亢進
肝臓(血糖)	ブドウ糖放出(血糖値上昇)	―
腎臓	尿生成の抑制	尿生成の促進
膀胱	収縮筋の弛緩	収縮筋の収縮
膀胱括約筋	収縮(蓄尿)	括約筋の弛緩
汗腺	分泌亢進(発汗)	―
副腎髄質	アドレナリン放出	―

「―」は「支配なし」のため影響がない状態

2 液性調節（内分泌・ホルモン）

　神経性調節はニューロンなどを使って外部の情報や刺激を伝えましたが、液性調節は主に、体内の内分泌器官（細胞）から分泌される化学的情報伝達物質（ホルモン）が、血液中に分泌して標的細胞（特定のホルモンに対する受容体をもつ細胞）がそれを受け取り、その機能を発揮します。

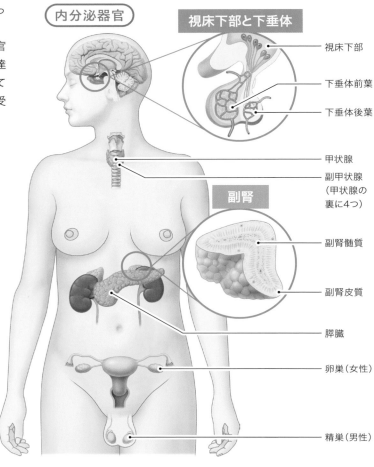

内分泌器官

視床下部と下垂体

視床下部
下垂体前葉
下垂体後葉
甲状腺
副甲状腺（甲状腺の裏に4つ）

副腎

副腎髄質
副腎皮質
膵臓
卵巣（女性）
精巣（男性）

内分泌器官と分泌されるホルモン

□主な内分泌器官は、視床下部、下垂体、甲状腺、副甲状腺、副腎、膵臓の膵島、性腺などである。

□視床下部は間脳の一部で、内分泌器官の最も上位の器官である。

□下垂体は蝶形骨のトルコ鞍内にあり、視床下部の下に位置づく。

□下垂体は前葉と後葉からなり、前葉は「○○刺激ホルモン」を分泌する。後葉はオキシトシンとバソプレシンを分泌する。

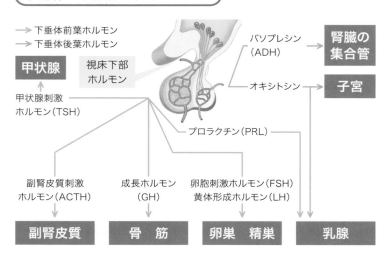

下垂体から分泌されるホルモン

→ 下垂体前葉ホルモン
→ 下垂体後葉ホルモン

甲状腺
視床下部ホルモン

バソプレシン（ADH） → 腎臓の集合管
オキシトシン → 子宮

甲状腺刺激ホルモン（TSH）
プロラクチン（PRL）

副腎皮質刺激ホルモン（ACTH）
成長ホルモン（GH）
卵胞刺激ホルモン（FSH）黄体形成ホルモン（LH）

副腎皮質　骨　筋　卵巣　精巣　乳腺

□甲状腺からは、**サイロキシン**(T_4)や**トリヨード サイロニン**(T_3)、甲状腺の傍濾胞細胞からは**カ ルシトニン**が分泌される。

□副甲状腺からはカルシトニンとの拮抗作用をもつ **パラソルモン**が分泌される。

□膵臓からは糖代謝に関係する**インスリン**、**グルカ ゴン**が、ほかにも**ソマトスタチン**が分泌される。

□副腎皮質からは**電解質コルチコイド**（**アルドステ ロン**）、**糖質コルチコイド**（**コルチゾル**）、**男性ホ ルモン**（デヒドロエピアンドロステロン）が分泌さ れ、副腎髄質からは**カテコールアミン**（**アドレナ リン・ノルアドレナリン**）が分泌される。

□性腺では、精巣から**テストステロン**、卵巣からは **エストロゲン**、**プロゲステロン**が分泌される。

□このほか、心臓や腎臓、消化管などからもホルモ ンが分泌される。

□ホルモンは、主に**負のフィードバック**機構で調節 されている。

□例えば甲状腺ホルモンであれば、甲状腺からサイ ロキシン（T_4）が多く分泌されたら、負のフィー ドバックで視床下部、下垂体前葉の刺激ホルモン の分泌を抑制することで、甲状腺ホルモン（サイ ロキシンなど）の分泌を抑制するしくみになって いる。

ホルモンの機能

□主なホルモンの機能と過不足による症状はP.20 表を参照。

□ホルモンは**恒常性**を維持するために、**体液量の調 節**、**代謝の調節**、**血糖の調節**、**血中の電解質**（ナ トリウム・カリウム・カルシウム）の調節などを 行う。

□体液量の調節に関与するのは**バソプレシン**や**アル ドステロン**である。バソプレシンは抗利尿ホルモ ンといわれ、体液量が減少すると、腎臓の集合管 などで水の再吸収を促進し、尿量を少なくするこ とで体液の喪失を抑える機能を果たす。同様に、 アルドステロンは同じく集合管で**ナトリウムの再 吸収**を促進するため、ナトリウムは水を引くはた らきをもつため同様に尿量が少なくなり、体液の 保持にかかわる。

□代謝の調節に関与するのは、**甲状腺ホルモン**（サ イロキシン、トリヨードサイロニン）である。甲 状腺ホルモンは細胞の酸素消費を促進し、基礎代 謝を亢進する。それにより骨や脳の細胞の成長を 促進する機能をもつ。この分泌調節は前述のとお り、負のフィードバック機構で行われる。

□血糖の調節は主に、膵臓のB(β)細胞から分泌さ れる**インスリン**とA(α)細胞から分泌される**グル カゴン**や副腎皮質から分泌される**コルチゾル**など が担う。血糖を**下げる**作用をもつのはインスリン のみで、グルカゴン、コルチゾル（糖質コルチコ イド）、アドレナリンなどは血糖を**上げる**作用を もつ。したがって、インスリンが欠乏すると高血 糖が持続して、糖尿病につながる。

□血中の電解質の調節では、まず、血中のナトリウ ム・カリウムの濃度を一定に保つのに重要な役割 を果たすのは腎臓である。その腎臓の主に集合管 で、前述したアルドステロンがナトリウムの再吸 収を促進するとともに、細胞のカリウム・ナトリ ウムチャネルでカリウムの排出を促進する。

□カルシウムは前述したとおり、関与するのは主 に、**カルシトニンとパラソルモン**である。血中カ ルシウム濃度が低下するとパラソンモンがはたら き、骨で蓄えているカルシウムを放出することで 血中カルシウム濃度を上昇させる。

□このように体液や電解質、そして糖質やタンパク 質などを**生きていくのに必要な量にコントロール** するのがホルモンの役割である。

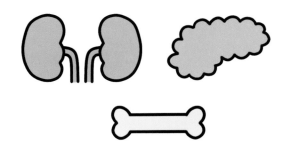

主なホルモンの機能と過不足による症状

内分泌器官		ホルモン	主な機能	亢進	低下
下垂体	前葉	成長ホルモン	身体全体の成長促進	巨人症、先端巨大症	成長ホルモン分泌不全性低身長症
					汎下垂体機能低下症（シーハン症候群など）
		甲状腺刺激ホルモン	甲状腺を刺激		
		副腎皮質刺激ホルモン	糖質コルチコイドの合成の分泌促進		
		卵胞刺激ホルモン	卵胞の発育促進		
		黄体形成ホルモン	排卵誘発と黄体形成		
		プロラクチン（乳腺刺激ホルモン）	乳汁分泌刺激	乳汁漏出、無月経	
	中葉	メラニン細胞刺激ホルモン	メラニン形成促進		
	後葉	オキシトシン	子宮筋収縮		
		バソプレシン（抗利尿ホルモン）	水の再吸収の促進		尿崩症
甲状腺		サイロキシン	熱量産生、基礎代謝亢進	バセドウ病	クレチン症、粘液水腫
		トリヨードサイロニン			
		カルシトニン	血中Ca濃度⬇		
上皮小体（副甲状腺）		パラソルモン	血中Ca濃度⬆	骨の脆弱化	テタニー
膵臓		インスリン	血糖値⬇	低血糖	高血糖
		グルカゴン	血糖値⬆		
		ソマトスタチン	インスリンやグルカゴンなどの分泌を抑制		
副腎	皮質	電解質（鉱質）コルチコイド	Na再吸収促進、K排泄促進	アルドステロン症	アジソン病
		糖質コルチコイド	血糖値⬆、抗炎症作用、抗アレルギー	クッシング症候群	
		デヒドロエピアンドロステロン	男性ホルモン様作用		
	髄質	アドレナリン	心拍数⬆、血糖値⬆	褐色細胞腫	
		ノルアドレナリン	血圧⬆		
卵巣		エストロゲン	生殖器の発育		
		プロゲステロン	受精卵の着床成立と妊娠の維持		
精巣		テストステロン	生殖器の発育、精子の形成		

5 基本的欲求（ニーズ）と生活行動

1 ニーズと生活行動の関係

　看護師の独自機能として、生活行動の援助があります。健康な人であれば、下図のように基本的欲求（ニーズ）によって生起された生活行動でニーズを充足します。

　具体的に説明すると、「お腹が空いた」というニーズを充足しようと、買い物に行ったり、調理をしたりという行動を起こし、自ら「食べる」という生活行動を起こし「空腹」を満たします。生活行動を起こす

ときに、人は状況を判断します。例えば今食べてもよい時間か、経済的なことも考え、どんなものを食べるかを考え、「食べる」という生活行動を起こします。

　何らかの健康障害によって、自ら生活行動をとることができなくなったときには、それを看護師が代わって、対象のニーズが充足できるように行動を手助けします。

ニーズと生活行動（生きていくために）

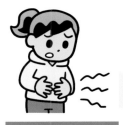

生起
「お腹が空いた」

状況判断
「今食べてもよい時間だっけ」
「お金はいくらあるかな」
「何を食べようかな」

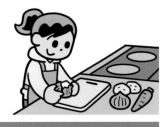

ニーズ ⟶ **生活行動**

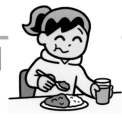

充足行動

☑ CHECK

● 本書では基本的欲求（ニーズ）はマズローの欲求階層説で示されるものと考えている。マズローは人間のもつ基本的欲求（ニーズ）を5つの階層で説明している（P.22図）。最も低次の欲求が生理的欲求（ニーズ）で、さらに、安全の欲求（ニーズ）、所属と愛の欲求（ニーズ）、承認・自尊の欲求（ニーズ）で、最後に自己実現の欲求（ニーズ）である。最も低次の欲求（ニーズ）である生理的欲求は、生命維持に欠かせないもので、本書で取り上げる食べること、動くこと・休むこと、排泄することなどが該当する。清潔にすることは、感染を防ぐという意味で捉えると安全の欲求とも捉えられるし、身だしなみと捉えるとコミュニケーションと同様、所属と愛や承認の欲求などに該当すると考えることもできる。いずれにしても、人の生活行動は自らの基本的欲求（ニーズ）を充足するための行動と捉えることができる。

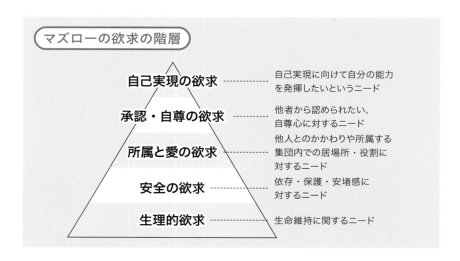

マズローの欲求の階層

自己実現の欲求	自己実現に向けて自分の能力を発揮したいというニード
承認・自尊の欲求	他者から認められたい、自尊心に対するニード
所属と愛の欲求	他人とのかかわりや所属する集団内での居場所・役割に対するニード
安全の欲求	依存・保護・安堵感に対するニード
生理的欲求	生命維持に関するニード

2 看護師が行う生活行動の援助

そのような生活行動の援助を看護師の重要な役割と考えるとき、「動く・休む」、「食べる」、「排泄する」、「清潔にする」という生活行動がどのような体のしくみで行われるのかを理解しておく必要があります。

そのために、以降の章では、「動く・休む」、「食べる」、「排泄する」、「清潔にする」、そして人間の生活に欠かせない「コミュニケーション」を加えてありますので、その生活行動はどのようなしくみで実現しているかを、人体の構造と機能の知識を活用して理解しておきましょう。それが、看護師の行う生活行動の援助につながります。

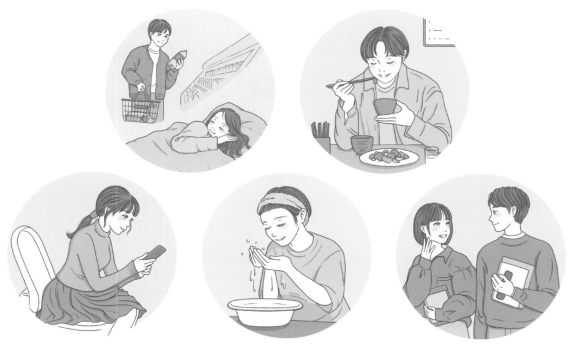

〈引用文献〉
1. 池西靜江, 石束佳子, 阿形奈津子 編：看護学生スタディガイド2024. 照林社, 東京, 2023.

〈参考文献〉
1. 坂井建雄 著者代表：系統看護学講座 専門基礎分野 人体の構造と機能[1]解剖生理学 第11版. 医学書院, 東京, 2022.
2. 医療情報科学研究所 編：からだがみえる 人体の構造と機能 第1版. メディックメディア, 東京, 2023.
3. 中野昭一 編：図解生理学 第2版. 医学書院, 東京, 2000.

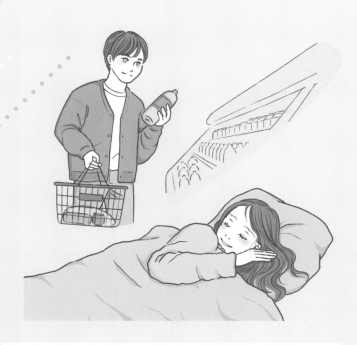

PART 1

動く・休む

│ 執筆　花園千恵子 │

　人は、多くは夜眠り、朝が来たら起きて活動を始めます。このように私たちは、日常生活行動を積み重ねて生活しています。私たちは生きていくために、呼吸や水分・食事の摂取、睡眠が欠かせません。

　では、こうした動きができるのはなぜでしょうか。それは、骨や筋肉が私たちの体を支えたり、動作に必要な部位を動かしてくれているからです。今、こうしてこの本を読んでいる間も、骨が体全体を支え、呼吸や眼を動かすための筋肉が絶えずはたらいています。

　これからその私たちの日々の生活動作に欠かせない「骨」「筋肉」について学習しましょう。

1
動く・休むこと

1 動くこと

　人は動くことで日々の営みを遂行します。例えば、「息をする」「食べる」「トイレに行く」「眠る」といった生命に直結する営みと、「身だしなみを整える」「コミュニケーションをとる」「移動する」「学習をする」など生命には直結しませんが、いずれも人間らしくある営みとして大切にしたいものがあります。

　これらはすべて、体のどこかを動かしています。もし、体を動かすことができなくなったら、私たちの生活はどうなるでしょうか。おそらく今までとは異なる生活を強いられることになります。つまり「動く」ことができなくなると、基本的な欲求を満たすことが自力では困難になり、日々の営みが困難になるでしょう。それは、夢や目標のために生き生きと動く「活動する」こと、またさらに「生きる」ことにまで影響を及ぼすかもしれません。

　そこで、人が「動く」ためには、どのような体の構造や機能があるのかを知り、「動く」ことに障害がある場合はその病態を踏まえて支援する必要があります。それが、人としての生活を支えると同時に、より人間らしく、その人らしく「生きる」ための、個人の価値観や生活習慣を配慮しながら援助することにつながると考えます。

　では、動く動作にはどのようなものがあるでしょうか。「動く」ことには、自分の意思で動かせるものと、意識しなくても動くものがあります。

　ひとことで「動く」といっても、そこには体の複雑な動きがあります。私たちが、「歩こう」という意思をもつと、脳が指令を出して運動神経を通り、その情報が全身の筋肉に伝わります。この一連の伝達がうまくはたらくからこそ、右足と左足を順番に地面につけて、手もそれぞれに合わせて動かすことで、うまく歩くことができます。こうして自分で目的の場所に移動することができるのです。

意識して「動く」：例えば、「歩く」

歩く動作の流れ

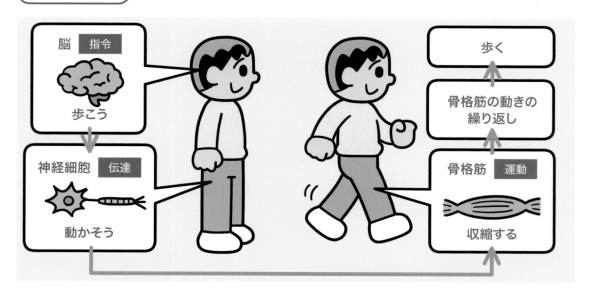

脳 指令
歩こう

神経細胞 伝達
動かそう

歩く

骨格筋の動きの繰り返し

骨格筋 運動
収縮する

P.24下図の「歩く動作」に必要な人体の構造と機能について、もう少し学習しましょう。

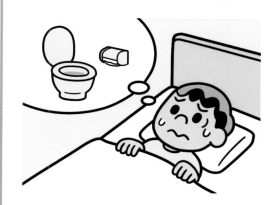

① 歩行の目的は、何らかの情報（例えば、尿意を感じトイレに行く）を脳で受け取る。

② 排尿を済ませすっきりするために、トイレまで行きたいというニードが行動を起こす。

③ 今いる地点から目的の地点（この場合、トイレ）まで移動するという指令を脳が出す。

④ 動くためには、重心のバランスを保ち体位を安定させる。

⑤ ベッドで臥位になっている場合、臥位の状態から側臥位や長座位、端座位となり立位になるという起き上がりの動作が生じる。

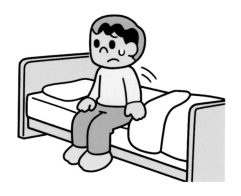

⑥ このとき、臥位からの体幹の回旋の動作や体幹・股関節の屈曲といった動作が必要である。

⑦ 端座位になった後は、起立動作が必要である。

⑧ 起立動作では、広く安定した支持基底面から狭く不安定な支持基底面に重心を移動させる必要があり、重心を前上方へ移動させながら起立するといった体幹や下肢の絶妙なタイミングが求められる。

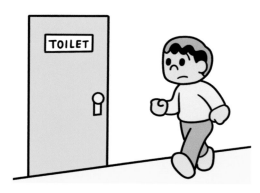

⑨ これらの動作には骨格筋の動きが重要で、骨格筋の運動指令は大脳皮質の運動野から出される。大脳皮質から出る運動性の下行路には、随意運動の指令を伝える錐体路と、無意識的に微妙な調整を施す錐体外路の2つがあり、車の両輪のようにお互いで調整しながら、骨格筋の運動をコントロールしている。

⑩ 足を踏ん張り立位になった後は、歩く動作である。

⑪ 左右どちらかの足を交互に出し、足が床から離れ、次に床につくまでを歩行のサイクルという（床に足がついている時期を立脚期、離れている時期を遊脚期という）。

⑫ さまざまな骨格筋の動きを繰り返しながら歩き、目的の地点のトイレまで移動する。

人の体には、自分の意思で「動く」ほかに、意識しなくても動いている場所があります。どこでしょうか。それは、**心臓の拍動**や、**胃や腸の蠕動運動**などです。私たちが生きていくうえで欠かせない無意識に行われる体の「動き」です。

ほかにも、私たちは、熱いものに手を触れたとき、すぐに手を引っ込めます。これは、**脊髄反射**と呼ばれ、本能的な防衛行動です。もし、大脳皮質までの情報伝達、そして指令を待っていたのではやけどをしてしまいます。

2 休むこと（眠る）

　人の生活は、満ち足りた眠りからの快い目覚めに始まります。また、仕事中のひと休みや、休日の気分転換などは、身も心も休まり、明日への活力となります。休むことは生活に重要な意味をもちます。

　では、人はなぜ眠くなるのでしょう。人は、長時間眠らずにいると思考力・判断力などの精神活動が鈍くなり、幻覚や妄想が現れることがあります。私たちが睡眠をとらずに起きていられるのはせいぜい48時間程度といわれます。眠りは**大脳が休息を要求している**と考えられています。眠くなるメカニズムは複雑ですが、眠くなるいくつかの要因として、**体内リズム、ホルモンの分泌**などがあります。

　眠ることに必要な人体の構造と機能について、もう少し学習しましょう。

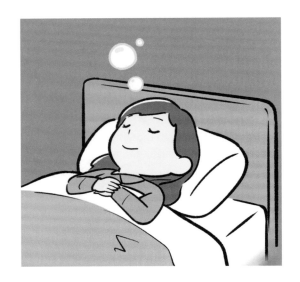

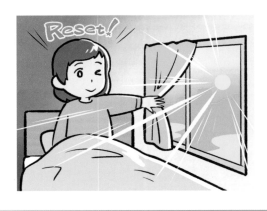

（1）人は一定のリズム（サーカディアンリズム。P.37参照）によって、夜になると眠くなり、朝になると覚醒する。

（2）サーカディアンリズムの中枢は、視床下部（ぶ）の視交叉上核（しこうさじょうかく）にある。

（3）日中に覚醒して活動し、夜に睡眠をとるには生活のリズムを整えることが重要である。

（4）生活のリズムを整えるためには、**日中には日光を浴びること**が有効といわれている。

（5）日光を浴びることで、睡眠の誘導作用のある**メラトニンの分泌を昼間は抑制し、夜間は深部体温が下がり松果体からメラトニンが分泌されて眠くなる。**

（6）**副腎皮質ホルモン（コルチゾル）が分泌され覚醒に備える。**

（7）**眼の網膜（もうまく）に光（太陽光）が入ることで視交叉上核が刺激され、体内時計がリセットされる。**

（8）光情報ですっきりとした目覚めを得る。

2 動く・休むことに必要な運動器と神経の構造と機能

1 骨の構造と機能

　最近の若い人の間では骨格診断なるものも流行っているようですが、人の体の動きの土台となっているのが骨です。骨の形で、体の形も決まってきます。まずは、体を形づくっている骨を知るところからはじめましょう。

全身の骨格（全面）

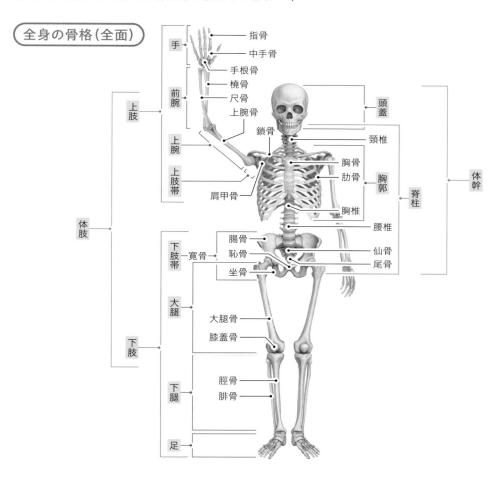

手
- 指骨
- 中手骨
- 手根骨

前腕
- 橈骨
- 尺骨
- 上腕骨

上肢

上腕

上肢帯
- 鎖骨
- 肩甲骨

頭蓋

頸椎

胸骨
肋骨　胸郭
胸椎　脊柱

腰椎

体幹

体肢

下肢帯
寛骨
- 腸骨
- 恥骨
- 坐骨

仙骨
尾骨

大腿
- 大腿骨
- 膝蓋骨

下肢

下腿
- 脛骨
- 腓骨

足

骨格

□ **骨格**は、身体の中軸部をなす**体幹**と、そこから両側に突き出た2対の**体肢**に分けられる。

□ 体幹の骨格の中心は、**脊柱**である。

□ 脊柱の上端には**頭蓋**が乗り、胸部では**肋骨**と**胸骨**とともに、**胸郭**をつくる。

□ 脊柱の下端は、下肢帯の**寛骨**とともに**骨盤**をつくる。

□ 体肢は、**上肢**と**下肢**がある。

□ 上肢の骨格は、**上肢帯、上腕、前腕、手**の4つに分けられる。

□ 下肢の骨格は、**下肢帯、大腿、下腿、足**の4つに分けられる。

□ 骨格は、主に骨からできている。

□ 骨は**関節**によって連結され、自由に動かすことができる。

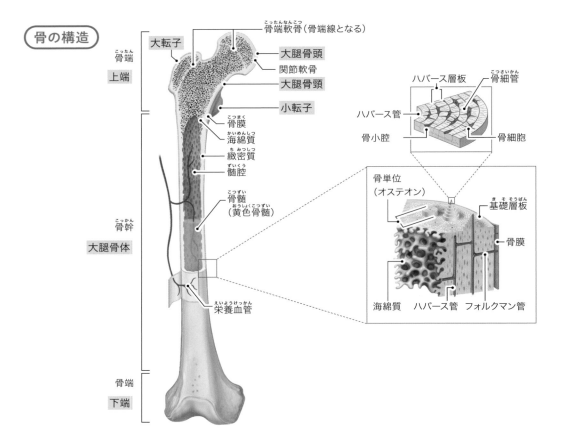

骨の構造

骨端軟骨（骨端線となる）

大転子

骨端

上端

大腿骨頭

関節軟骨

大腿骨頸

小転子

骨膜

海綿質

緻密質

髄腔

骨髄
（黄色骨髄）

骨幹

大腿骨体

栄養血管

骨端

下端

ハバース層板

骨細管

ハバース管

骨小腔

骨細胞

骨単位
（オステオン）

基礎層板

骨膜

海綿質

ハバース管

フォルクマン管

骨の構造と機能

□ 骨の構造は、外側から順に、**骨膜、骨質（緻密質、海綿質）、髄腔**で構成されている。

□ 骨膜は、血管・神経に富み、骨の栄養・成長・再生のはたらきをする。

□ 緻密質は、血管や神経の通るハバース管を骨層板が同心円状に取り囲み、この円柱構造によって骨の硬度と剛性を保っている。

□ 海綿質は、海綿質様（スポンジ状）の小腔をもつ骨梁からなり、ハバース管はみられない。

□ 髄腔は、骨髄で満たされている。

□ 骨髄は、**赤色骨髄**と**黄色骨髄**に分けられ、赤色骨髄は造血組織を含み、黄色骨髄は脂肪がおもな成分である。

□ 骨は絶えず骨の形成（造骨）と吸収（破骨）が行われ

ている生きた組織である。

□ 造骨を行うのは**骨芽細胞**、一方、骨を溶かす骨吸収を行うのは**破骨細胞**である。

□ 破骨細胞がカルシウム貯蔵庫である骨を溶かすことで、血漿カルシウム濃度が上昇する。

□ 造骨と破骨のバランスは、副甲状腺から分泌される**パラソルモン**と、甲状腺から分泌される**カルシトニン**、それとビタミンDによって調整されている。

□ 骨のはたらきは、**体の支持、筋による運動、重要な臓器の保護**である。

□ このほかにも、**カルシウムの貯蔵、血球を産生するはたらき（造血）**がある。

2 関節の構造と機能

　骨が動くために必要なのが関節です。関節は骨と骨をつなげるジョイントの役目を果たし、ふだんはほどよい距離感を保ってつながっています。関節は

場所によっていろいろな形や動きをするため、体を曲げたり伸ばしたりできるのです。

関節面の形状と可動性

□骨と骨の連結を関節といい、運動性のある可動関節と、運動がほとんどできない不動関節がある。
□可能な運動の方向により、関節は多軸性、二軸性、一軸性に分けられる。
□関節の形状と可動性：図と表を参照。

関節の種類

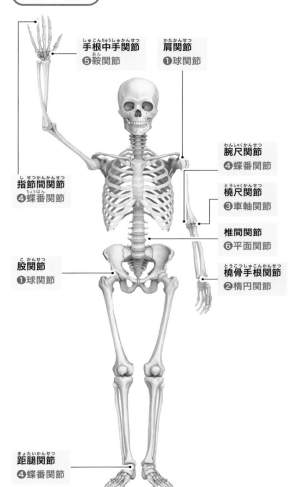

手根中手関節 ❺鞍関節
しゅこんちゅうしゅかんせつ

肩関節 ❶球関節
かたかんせつ

腕尺関節 ❹蝶番関節
わんしゃくかんせつ

指節間関節 ❹蝶番関節
しせつかんかんせつ ちょうばん

橈尺関節 ❸車軸関節
とうしゃくかんせつ

椎間関節 ❻平面関節

股関節 ❶球関節
こかんせつ

橈骨手根関節 ❷楕円関節
とうこつしゅこんかんせつ

距腿関節 ❹蝶番関節
きょたいかんせつ

		特徴	運動性	例
❶球関節		関節頭が球形で、関節窩が椀状	多軸性	股関節、肩関節
❷楕円関節		関節頭が楕円形	2軸性	後頭骨と環椎、橈骨手根関節
❸車軸関節		関節頭が円筒形で関節窩の中で回転する	1軸性	上・下橈尺関節、環椎と軸椎
❹蝶番関節*		関節頭と関節窩が蝶番の形に似ている	1軸性	腕尺関節、指節間関節、膝関節、距腿関節
❺鞍関節		2つの鞍の背を向き合わせた形	2軸性	母指の手根中手関節
❻平面関節		平面と平面を合わせた形	狭い範囲のみ	椎間関節、胸鎖関節

*「ちょうつがい」関節とも読む

関節の基本構造

□関節の一構造には骨どうしの動きを滑らかにする構造が備わっている。
□関節は関節包におおわれ、滑液で満たされている。
□関節包は二重構造になっていて、外側を線維膜、内側を滑膜という。

関節の構造

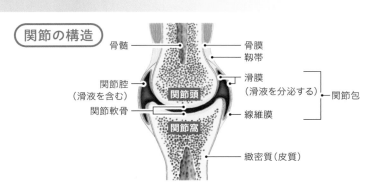

骨髄 —
骨膜
靭帯
関節腔（滑液を含む）
滑膜（滑液を分泌する）
関節包
関節頭
関節軟骨
線維膜
関節窩
緻密質（皮質）

③ 骨格筋の構造と機能

骨と関節だけでは体は動きません。骨や関節を動かすのは**骨格筋**です。体の動きは、骨・関節・骨格筋の連携プレーで行われています。骨格筋が縮んだ

り緩んだりすると骨格が動くため、体も動かせるのです。

全身の筋肉

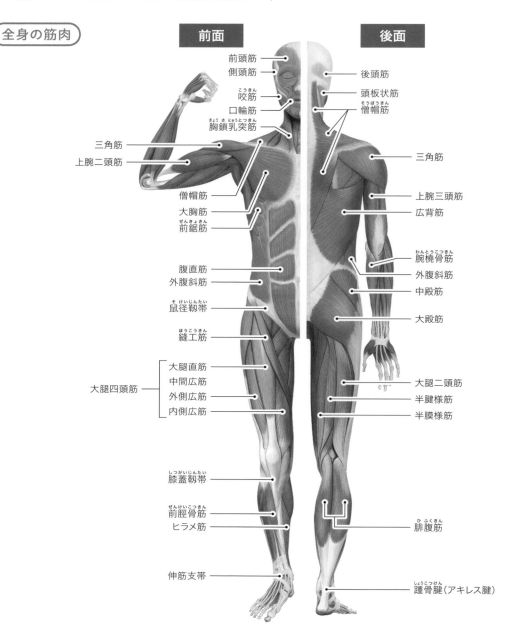

| 前面 | 後面 |

前頭筋
側頭筋
咬筋（こうきん）
口輪筋
胸鎖乳突筋（きょうさにゅうとつきん）
三角筋
上腕二頭筋
僧帽筋
大胸筋
前鋸筋（ぜんきょきん）
腹直筋
外腹斜筋
鼠径靭帯（そけいじんたい）
縫工筋（ほうこうきん）
大腿四頭筋
大腿直筋
中間広筋
外側広筋
内側広筋
膝蓋靭帯（しつがいじんたい）
前脛骨筋（ぜんけいこつきん）
ヒラメ筋
伸筋支帯（しんこつけん）

後頭筋
頭板状筋
僧帽筋（そうぼうきん）
三角筋
上腕三頭筋
広背筋
腕橈骨筋（わんとうこつきん）
外腹斜筋
中殿筋
大殿筋
大腿二頭筋
半腱様筋
半膜様筋
腓腹筋（ひふくきん）
踵骨腱（アキレス腱）（しょうこつけん）

骨格筋の名称・運動

□人体には229種類、大小約600の骨格筋がある。
□筋の名称は、その形、作用、所在、走行などの観点から名称が決められている。

□体の動きは、主に**協力筋**と主動筋に対して反対の作用をもつ**拮抗筋**とが組になって行われている。

筋の名称

さまざまな観点	筋の名称
筋頭の数（きんとう） 起始が複数に分かれている	二頭筋、三頭筋、四頭筋 例：上腕二頭筋、上腕三頭筋、大腿四頭筋
筋腹の数（きんふく） 中間腱で筋腹が複数に分かれている	二腹筋 例：顎二腹筋
外形 外側から見える形	方形筋、菱形筋、三角筋、梨状筋、円筋、広筋、鋸筋 例：広背筋、前鋸筋
作用 筋肉のはたらき	屈筋、伸筋、内転筋、回外筋 例：大内転筋、回外筋
所在 筋肉の場所	前頭筋、上腕筋、肋間筋
走行 筋肉の走る向き	直筋、斜筋、横筋 例：腹直筋、外腹斜筋、腹横筋

関節運動の種類

屈曲 隣り合う2つの骨の角度を小さくする	**伸展** 隣り合う2つの骨の角度を大きくする
外転 骨を体の正中面から遠ざける	**内転** 骨を体の正中面に近づける
外旋 骨の長軸に対して外向きに回転させる	**内旋** 骨の長軸に対し内向きに回転させる
回外※ 手首を回して親指を体から遠ざける（手掌が上）	**回内**※ 手首を回して親指を体に近づける（手掌が下）

※外旋と内旋にあたる前腕の運動

肩関節の外転・内転

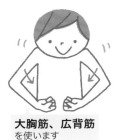

外転　90度より上は**前鋸筋**を使います

内転

90度までは**三角筋**を使います

大胸筋、広背筋を使います

足関節の屈曲・伸展（底屈・背屈）

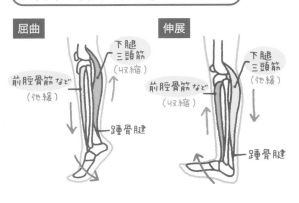

屈曲

下腿三頭筋（収縮）

前脛骨筋など（弛緩）

踵骨腱

伸展

下腿三頭筋（弛緩）

前脛骨筋など（収縮）

踵骨腱

股関節の屈曲・伸展

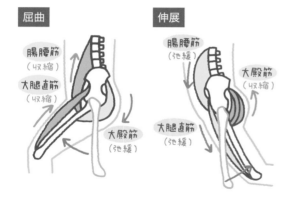

屈曲

腸腰筋（収縮）
大腿直筋（収縮）
大殿筋（弛緩）

伸展

腸腰筋（弛緩）
大殿筋（収縮）
大腿直筋（弛緩）

前腕の回内・回外

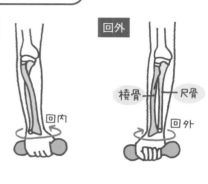

回内

回内

回外

橈骨　尺骨

回外

膝関節の屈曲・伸展

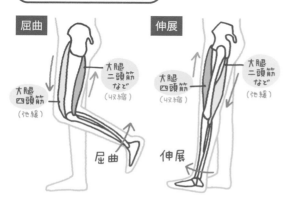

屈曲

大腿二頭筋など（収縮）
大腿四頭筋（弛緩）

屈曲

伸展

大腿二頭筋など（弛緩）
大腿四頭筋（収縮）

伸展

股関節の外旋・内旋

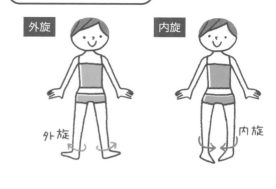

外旋

外旋

内旋

内旋

筋組織の種類

□ 筋組織には、骨格筋、心筋、平滑筋がある。

□ 身体を支え、運動を司り、おもに骨格に分布しているのは横紋をもつ骨格筋であり、随意筋である。

□ 消化管の大部分、尿管、気管、膀胱、精管、子宮、血管などの内臓筋は平滑筋であり、不随意筋である。

□ 心筋は横紋をもつが、不随意筋である。

骨格筋

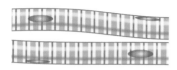

心筋

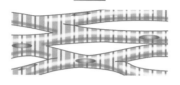

平滑筋

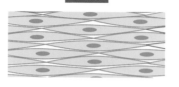

横紋あり（横紋筋）		横紋なし
随意筋	不随意筋	
自分の意思で動かすことができる	自分の意思で動かすことができない	

骨格筋の組織構造と収縮機構

- 筋を構成している筋細胞を**筋線維**と呼び、これらが集まって**筋束**をつくっている。
- 筋細胞には長軸に配列した**筋原線維**からなる。
- 筋原線維は交互に整然と配列した太い**ミオシンフィラメント**と細い**アクチンフィラメント**から構成されている。
- 筋の収縮は神経線維によって伝達される。
- 運動神経終末には**シナプス小胞**が存在し、**アセチルコリン**が放出される。
- 化学伝達物質のアセチルコリンは、活動電位を発生し、筋鞘全体に興奮が伝えられる。
- アセチルコリンの放出には**カルシウムイオン**（Ca^{2+}）が不可欠である。
- 骨格筋は腱で骨に付着している。足のかかとの後面につく有名な腱を**アキレス腱**という。

✓ CHECK

- 筋鞘とは、筋線維の細胞膜のことで、筋細胞膜ともいう。興奮を細胞内に伝導する装置がある。

筋線維の構造

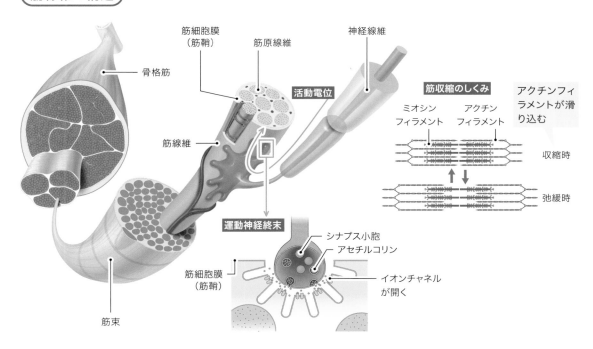

ひとくち MEMO　深部感覚のはたらき

　目を閉じていても自分の体の状態がわかるのは深部感覚があるからです。

　受容器には、筋紡錘や腱紡錘があります。骨格筋にある筋紡錘が、周囲の筋線維が伸びると同じ方向に伸び、中枢にその伸びている情報を伝えています。また、腱紡錘は筋肉の収縮伸展時に腱に加わる緊張の度合いを感知し、腱の過度な伸展や断裂を防いでいます。これらの情報を中枢神経で感知し、身体がどのような状態になっているかをとらえると同時に、姿勢や運動を正しくスムーズにしています。

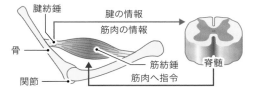

4 運動とエネルギー代謝

体の組織のなかで多くの熱を産生するのは**骨格筋**です。

運動時には**熱産生**が高まり、血管拡張や発汗などで**熱放散**を促進します。また、寒いときに震えるのは、屈筋と伸筋を同時に収縮することで熱産生を高めようとする体の体温調節反応です。

筋収縮のエネルギー源は、❶クレアチンリン酸系、❷解糖系、❸有酸素系で行われています。

骨格筋は速やかに利用できるエネルギー貯蔵庫であり、筋細胞内にある**ATP**（アデノシン三リン酸）や**クレアチンリン酸**などが供給源となります。

酸素供給が酸素消費に追いつかないときや激しい運動をしたときは解糖系によってエネルギーが供給されます。

有酸素系によるエネルギー供給は、酸素供給が持続しATPが供給されるため、長時間の運動が可能になります。

運動時のエネルギー供給系

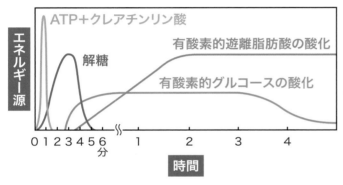

凡例：
クレアチンリン酸
解糖系
有酸素系

エネルギー源

ATP＋クレアチンリン酸
解糖
有酸素的遊離脂肪酸の酸化
有酸素的グルコースの酸化

0 1 2 3 4 5 6 分　1　2　3　4

時間

●最初にクレアチンリン酸系、ついで解糖系により無酸素的にエネルギーが供給される。長時間の運動では有酸素系によりエネルギーが供給される。

大地陸男：生理学テキスト　第9版. 文光堂, 東京, 2022：519. より一部改変して転載

☕ **BREAK** ｜ もぐもぐタイム

●冬季オリンピック競技のカーリングで、試合中のハーフタイムにエネルギー補給のためにおやつをとったことが有名になりました。果物やスイーツなどの、即エネルギー源になる糖質の多い食べ物が多かったそうです。筋肉疲労の原因は乳酸の蓄積ともいわれていますが、はっきりと原因はわかっていないそうで、乳酸の蓄積は筋肉活動を保護する目的もあるとか。いずれにしても、疲労の回復は休息と糖分・ビタミンの補給が有効といわれ、それらを補給することで筋肉が消費したエネルギーを補充し、筋肉エネルギーの素となるATP産生のプロセスを円滑にするそうです。たくさんのエネルギーを必要とするオリンピック競技では、理にかなっているといえそうですね。

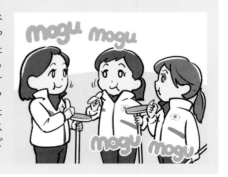

---

5 神経系

骨格筋の運動指令はどのように伝わるのでしょう。目の前に卵があります。私たちは目の前にある卵が割れないように、瞬時に力加減を計算しながら、骨と関節、骨格筋をいともたやすく動かし、制御しながらつかむことができます。その運動指令はどのように伝わっているのでしょうか。

ここでは、ダンベルを見て持ち上げるまでの神経の伝達をたどってみます。

随意運動（自分の意思で行う運動）

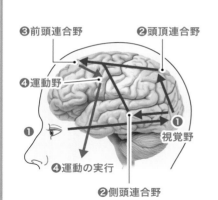

❸前頭連合野　❷頭頂連合野
❹運動野
❶　　　視覚野
❹運動の実行
❷側頭連合野

❶視覚
□視覚などの感覚器からの情報が脳の視覚野に入力される。
❷情報の統合
□頭頂葉の頭頂連合野で「どこ？」、側頭葉の側頭連合野で「何？」を統合し判断する。
❸思考・判断
□前頭葉の前頭連合野で「何をすべきか」を思考・判断する（前頭連合野は、計画を立てたり創造したりという人間らしい行動を担っているといわれている）。
❹運動の実行
□前頭連合野から運動野へ情報が伝達し、運動の指令が錐体路へ伝えられる。

錐体路

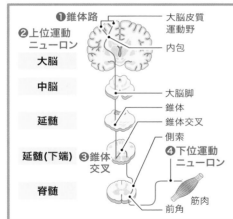

❶錐体路　　　大脳皮質運動野
❷上位運動ニューロン　　内包
大脳
中脳　　　大脳脚
延髄　　　錐体
　　　錐体交叉
　　　側索
延髄(下端)　❹下位運動ニューロン
❸錐体交叉
脊髄
　　　前角　筋肉

❶錐体路
□**大脳皮質の運動野**から出た指令を**骨格筋**まで伝える経路が錐体路である。
❷上位運動ニューロン
□中枢神経の**大脳から脊髄**までを上位運動ニューロンという。
❸錐体交叉
□大脳皮質から出た刺激（指令）は**延髄の錐体**で交叉する。
❹下位運動ニューロン
□脊髄前角から末梢神経の**神経筋接合部**までを**下位運動ニューロン**という。

末梢神経と骨格筋

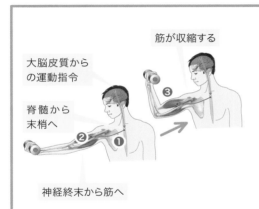

筋が収縮する
大脳皮質からの運動指令
❸
脊髄から末梢へ
❷　❶
神経終末から筋へ

❶末梢神経
□脊髄前角から出ている下位運動ニューロンを末梢神経という。
❷神経筋接合部
□末梢神経は神経筋接合部に達し、直接筋を支配する。
□神経終末まで達したら指令が筋へ伝えられる。
□神経伝達物質にはアセチルコリンなどの物質が知られている。
❸筋の収縮
□筋が収縮し運動が起こる（ダンベルを持つことができる）。

肘関節とダンベルを持つときの動き

□肘関節が屈曲するときは、協力筋：上腕二頭筋　拮抗筋：上腕三頭筋

骨格筋	動き	
上腕二頭筋	収縮	弛緩
上腕三頭筋	弛緩	収縮
肘関節	屈曲	伸展

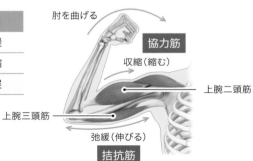

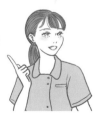

協力筋と拮抗筋の関係を覚えているかな？

6 睡眠

サーカディアンリズム

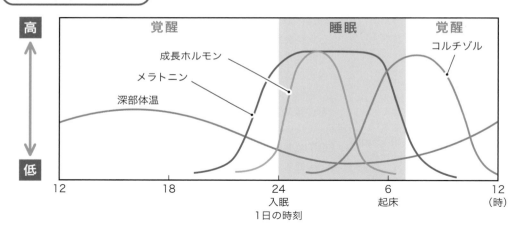

睡眠周期

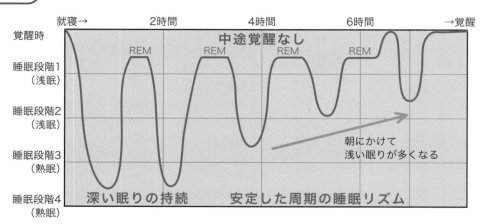

サーカディアンリズム（概日リズム）

□人は夜になると眠くなり（睡眠）、朝になると目が覚める（覚醒）といったリズムがあり、これをサーカディアンリズム（概日リズム）という。

□サーカディアンリズムは24〜25時間の周期で保持されている。

□このリズムは体内時計または生物時計とも呼ばれ、その調節には視床下部の視交叉上核が関係している。

□全身の細胞機能はそれぞれ25時間周期で変動しているが、視床下部の振動中枢からの刺激によって同調されており、さらに太陽光や気温などの同調因子によって24時間周期となる。

体内時計

□下垂体は、体内環境を調節するさまざまなホルモンを分泌する。

□下垂体前葉から分泌される副腎皮質刺激ホルモンが、副腎皮質ホルモンの分泌を促進する。

□夜間は睡眠を促進するホルモンのメラトニンが松果体から分泌される。

□ストレスに対応する副腎皮質ホルモン（コルチゾル）の分泌は、朝方から上昇し、覚醒の30分〜2時間後に最高値となる。

□成長ホルモンは入眠直後の深い眠りで多く分泌される。

睡眠周期

□成人の平均的な睡眠時間は6〜8時間である。

□睡眠はレム睡眠とノンレム睡眠を繰り返している。

□レム睡眠中は睡眠状態ではあるが、脳が活発に活動し、眼球の急速な運動がみられる。

□レム睡眠中に目が覚めると夢を見ていることが多い一方、筋肉は弛緩している。

□3歳ごろまではレム睡眠の割合が多く、5歳ごろには成人とほぼ同じ睡眠パターンとなる。

□レム睡眠の役割は骨格筋などを休め、日中に得られた情報を整理すると考えられている。

□ノンレム睡眠は、睡眠の深度によって4段階に分けられる。

□ノンレム睡眠の役割は、脳の休息と体内組織の修復にあるといわれている。

□睡眠周期は約90分の規則正しい周期で、一晩のうち4〜6回ほど繰り返される。

3 動く・休むに支障をきたす病態

自分で動くことができない・眠ることができないというのは、どんな病態かみていきましょう。

動くことが困難な病態

運動器の障害		
骨の障害	関節の異常	脊椎の障害
形態の異常、骨折、腫瘍、代謝性骨疾患、腱の損傷	関節の拘縮、強直、動揺、脱臼、捻挫、靱帯の損傷	ヘルニア、脊髄損傷
筋肉の障害	神経の損傷	運動障害
萎縮、緊張	脊髄損傷、末梢神経障害	ロコモティブシンドローム、フレイル、サルコペニア、廃用症候群
感覚器の障害		認知機能の障害
痛み、運動麻痺、感覚障害		認知症

全身の衰弱や呼吸・循環の障害で活動耐性が低下する病態

- 消耗性疾患（がん末期、肝不全、長期にわたる発熱など）
- 呼吸・循環の疾患（心不全、呼吸不全など）
- 血液疾患（白血病、貧血など）

その他の動くことが困難な病態など

- 皮膚の異常（皮膚の炎症、腫脹、静脈瘤、褥瘡）により関節可動域や活動に制限をきたすとき
- 手術や処置等の治療により医師から制限の指示があるとき

眠ることが困難な病態

- 脳の障害：腫瘍など
- 神経障害：自律神経障害
- 精神的な負荷：ストレス、不安、環境の変化
- 感覚器の障害：痛み、痒み
- 認知機能障害：認知症

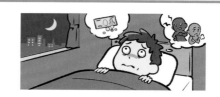

4 看護につなぐための知識

ここまで動くこと・休むことに必要な人体の構造と機能について、必要な知識を学習しました。これらの知識を使って看護にどのようにつなげていけばよいのでしょう。

看護師はただ単に人が動くことを助けるだけでよいのでしょうか。

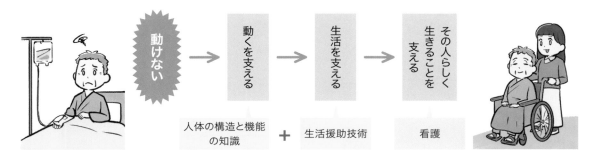

動けない → 動くを支える → 生活を支える → その人らしく生きることを支える

人体の構造と機能の知識 ＋ 生活援助技術　看護

1 起き上がり動作や自力で歩くことを支えるために必要な知識

これまで動くことに必要な人体の構造と機能について学んできました。もし、前述したような「動くことに支障をきたす病態」、例えば、運動器の障害（麻痺）がみられた場合、自力で歩くことはもちろんのこと、寝返り動作も困難になります。場合によっては、1日のほとんどをベッドの上で過ごすことを

余儀なくされるかもしれません。でも、立って歩いてトイレに行きたいと望んだ場合、どうすればよいでしょうか。骨や骨格筋のメカニズムを踏まえたうえで、その人の希望を叶え、生活を支えるために、どのような知識・技術を必要とするのか学びましょう。

姿勢保持のメカニズム

立って歩くためにはまず、**姿勢を保つ**ことが重要です。

体位と構え

●体位：地球の重力に対する体の方向や位置。日常生活のなかでよくみられる「立位」「座位」「仰臥位」で、体位は「支持基底面」が広いほど安定します。

●構え：体の各部の位置関係や関節の角度。健康な人は手足を動かして、長時間同じ構えでいることはほとんどありません。

体位		
立位	座位	仰臥位

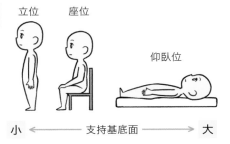

小 ← 支持基底面 → 大

構え

抗重力筋

- 抗重力筋は地球の重力に対して姿勢を保つためにはたらく筋肉のことです。
- 下腿・大腿・腹部・胸部・頸部の各部前後にはりめぐらされ、前後に伸び縮みをしながらバランスをとっています。
- 立っているだけ、座っているだけでも常に抗重力筋のどれかが緊張しています。最も疲労しやすく収縮したままになりやすい筋肉といえます。

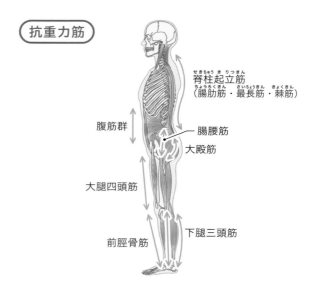

抗重力筋

脊柱起立筋（腸肋筋・最長筋・棘筋）
腹筋群
腸腰筋
大殿筋
大腿四頭筋
下腿三頭筋
前脛骨筋

重心のバランス

- 立位姿勢では臥位・座位に比べて支持基底面が小さくなります。そのため、脳血管障害や加齢などによって、抗重力筋の低下や骨格筋などの運動障害があると、立位保持は困難になり、重心線も崩れ、立位保持の困難、歩行困難となり、転倒しやすくなります。
- 加齢により背中が丸くなった状態を円背といいます。正常な場合は重心は足底にありますが、円背姿勢では頭が前方に位置し重心も前方に移動します。これでは、視線は下を向いてしまい、姿勢としてかなり不安定な状態となってします。

正しい重心のバランス

重心線が通過する位置
- 外耳道
- 第2頸椎
- 股関節の後方
- 膝関節の前方
- 足関節の前方

↓

足部の支持基底面に到着

正常な姿勢

円背姿勢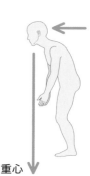

重心　　重心

生理的彎曲

- 脊椎は重たい頭を支えるために、適度なS字カーブを描いています。これを脊柱の生理的彎曲といいます。
- 直立して立っている人にとってこの生理的彎曲は重要な役割を担っています。重力を分散するクッションの役割をし、重たい頭を支えるための筋肉の負担を和らげているのです。
- ここでも、運動器の障害（麻痺）や加齢などがみられると、骨格筋の麻痺や筋力低下により生理的彎曲も崩れ、分散もうまくいかず、どこか一点に負担がかかるようになります。仰臥位になったときに腰とベッドの間に隙間ができるのは、彎曲が強くなっている場合と考えられます。

脊柱（側面）

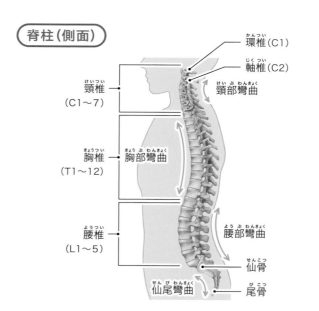

環椎（C1）
軸椎（C2）
頸部彎曲
頸椎（C1〜7）
胸椎（T1〜12）　胸部彎曲
腰椎（L1〜5）　腰部彎曲
仙骨
仙尾彎曲
尾骨

歩くメカニズム

歩行は、股関節、膝関節、足関節（距腿関節）、中足指節関節の屈曲・伸展運動が組み合わさっています。腸骨から大腿骨大転子につく**外転筋群**（主に中殿筋）は、骨盤を固定し、左右の揺れを防いでおり、これによって持続的な歩行を可能にしています。下の**図**は、歩くときに使われる骨格筋です。

歩くときに使う骨格筋

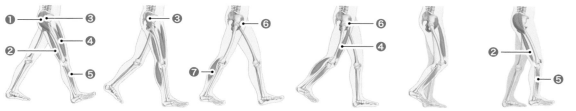

❶大殿筋	❷ハムストリング（大腿二頭筋、半膜様筋、半腱様筋）	❸中殿筋
❹大腿四頭筋	❺前脛骨筋	❻腸腰筋
❼下腿三頭筋		

2 自力で歩くことが困難な人への支援

歩くためには、このような多くの体の機能が連携していることが理解できたと思います。

ですが、脳神経系の障害（麻痺など）がみられると、これらの機能の連携は崩れ、思うような起き上がり動作や自力で歩くことが困難になります。

では、立つことと歩行はどのように変化するでしょう。

右上図は右片麻痺の人の立位と歩行の様子です。体幹は健側（左側）に傾いています。

また、脳卒中後の片麻痺によくみられる麻痺側下肢の踏み出しが大きく外側に旋回する歩行で、**分回し歩行**とも呼ばれます。麻痺側下肢の屈曲障害と**内反尖足**（ないはんせんそく）によるものです。

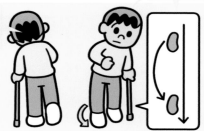

体幹が左（健側）に傾いている

外側に旋回する歩行

歩く動作の観察

❶**安全性**：歩行自体が安全に実施できているか、転倒のリスクはないか

❷**安定性**：どのような場所、タイミングでも安定して歩行できているか

❸**速度性**：欲求を満たすために必要な時間内に歩行できているか（例えば、尿意を感じてトイレまで間に合うか）

❹**持続性**：目的を達成するまで、痛みや倦怠感、苦痛は出現せず歩行できるか

〈気づきのポイント〉
- 歩行中の頭部や視線の方向について、足元ばかりを見ている、声をかけるとバランスを崩す
- 歩行速度について、「フレイルの基準：歩行速度1.0m/秒」を参考に測定区間5mを比較する
- 歩行の姿勢、安定性、身体の揺れ、歩調、歩幅、跛行（はこう）の有無
- トイレに間に合うかなど時間的に本人の目的を達成しているか
- カーブを曲がったり方向転換はできるか
- 体幹を垂直に保てているか
- 会話をしながら歩行することができるか
- 段差を乗り越えられるか
- どのくらいの距離を休まずに歩行できるか
- 人の介助、杖、その他の装具を必要とするか

- 介助者は患者の利き手でない側方か斜め後ろに立つ
- 歩行補助具を用いることで支持基底面を広くし、下肢にかかる荷重を軽減させることができる
- 介助者は障害(ここでは麻痺)がある場合は患側に、杖歩行の場合は杖の反対側に立つ
- 寝衣は裾が長すぎず、スリッパではなくサイズの合った踵のある靴を用いる
- 健側で杖を持つことで、支持基底面を広くすることができる
- 杖歩行には3動作歩行、2動作歩行があり、歩行の安定性によって選択される

健側に杖	患側に杖
○ ← 杖 患側	× ← 杖 患側

患側で杖を持つより健側に杖を持つことで、2歩目の支持基底面が広くなるため杖は健側で持つ

日常生活に取り入れられる援助

- 日常生活のなかで、生活行動に伴う基本動作(寝返り、起き上がり、座位、立位、歩行)を繰り返す
  ➡ 抗重力筋や歩くために必要な筋力の維持
- 日常生活のなかで、よい姿勢を保つ。また関節を動かす ➡ 生理的彎曲の維持、関節拘縮の予防
- 活動での疲労は最小限になるように、ボディメカニクスや力のモーメントなどの原理を活用する
- 立位時などは身体と重心の自然な動きを利用する
  ➡ 重心のバランスを保つ

③ 睡眠障害の種類

　概日リズム睡眠障害とは、体内時計が変調したために睡眠と覚醒の時間帯がずれて生活に困難をきたすような睡眠障害で、高齢者に多くみられます。
睡眠障害の種類には以下のようなものがあります。

睡眠障害の種類

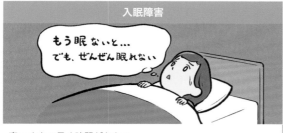

入眠障害
もう眠ないと…
でも、ぜんぜん眠れない

寝つくまで長く時間がかかる

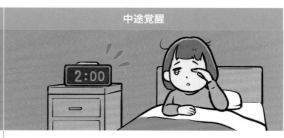

中途覚醒
2:00

寝たあとに何度も目が覚める

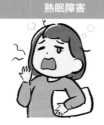

熟眠障害

朝起きたときに、ぐっすり眠ったと感じられない

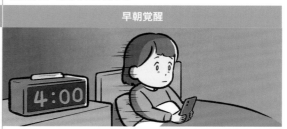

早朝覚醒
4:00

朝早く目が覚めてしまい、その後、眠れない

❶生理的要因
●加齢の影響
❷身体的要因
●身体疾患に伴う症状（痛み・痒み・頻尿・咳など）
●日中の活動量の低下（日常生活全般に援助が必要な
　状態・治療などのため安静の必要があるなど）
❸精神疾患
❹入院などによる環境の変化に伴う睡眠習慣への影響

❺心理的要因（不安や悩みなど）
❻生活習慣（嗜好品など）

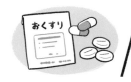
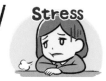

4 睡眠を促す援助

　夜間は寝ているように見えても、不眠を訴える人は少なくないです。また、昼夜逆転した睡眠では睡眠の質は低下します。夜間により良い質の睡眠が得られるように生活を整えるための支援が必要となります。

❶サーカディアンリズムに沿って1日の生活リズムを整える	●日中はできるだけ屋外に出たり、散歩をして、太陽の光を浴びるよう工夫する ●朝、起きる時間を決めるなどのルーティンを決め、生活のリズムをつくる ●日中は運動などを行い、活動性を高める ●夜、就寝前に入浴や足浴などを行い、リラックスすると同時に、皮膚温が上昇することで外気温と皮膚温との温度差により皮膚からの熱放散が促進され，深部体温の低下へとつながり睡眠を促す ●午睡は夜の睡眠に影響するため、20〜30分にとどめる 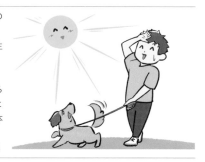
❷環境の調整	●入眠を促す環境を調整する（室温、湿度、明るさ、音など） ●個人の好みに合った寝具を使用する 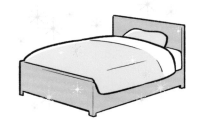
❸心身のリラックス	●交感神経を刺激するような行動（テレビや携帯電話を見る、カフェイン飲料を飲む）を避け、副交感神経が優位になるような支援をする ●早い時間に寝床に入ると眠れないことに焦りも感じるので、眠くなってから寝床に入るのもよい 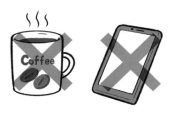

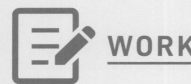

WORK　これまでの学習成果を自分でまとめてみましょう

1) 骨の構造と機能にはどのようなものがあったか書いてみましょう(P.28参照)。

2) 歩くメカニズムについて説明しましょう。

　　歩行とは、〔**❶**　　　　　〕に抗して〔**❷**　　　　　　　　　　〕しながら、全身を移動させる複雑な動作であり、足底と地面との摩擦を支えとして身体を前進させる運動である。左右の下肢が交互に〔**❸**　　　　　〕となり、重心は〔**❹**　　　　　〕に移動する。特に重心の上下運動は重力に抗する運動であり、エネルギー消費のかなりの部分を占めている。

3) 歩くときに使う下肢の骨格筋の名称、関節の名称と種類、関節運動の種類について答えましょう(P.41参照)。

❶歩くときに使う骨格筋の名称

❷○の関節の名称と種類、関節運動の種類

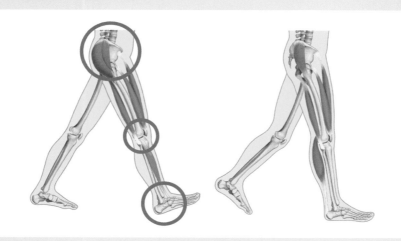

4) 筋組織の種類について以下の空欄を埋めましょう（P.32参照）。

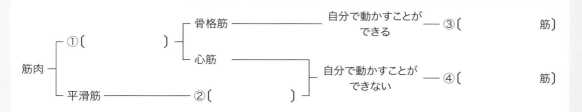

5) 錐体交叉について自分の言葉で説明しましょう。

6) 睡眠周期（レム睡眠とノンレム睡眠の違い）と、睡眠・覚醒に関連するホルモンの分泌について説明しましょう。

事例で学ぶ　脳梗塞後の患者さんの活動について考えてみましょう

Aさん（78歳、男性）、朝、外出先で突然、右手足のしびれがあり、緊急入院となった。診察の結果、アテローム血栓性脳梗塞（左中大脳動脈）と診断。病院到着後すぐに血栓溶解療法を行ったが血流は十分には戻らず、後遺症が残った。入院後、15日ほどが過ぎ、右片麻痺の後遺症がみられリハビリを行っている。現在、リハビリでは杖歩行練習を行っている。先日、トイレに行こうと起き上がり端座位になったところ、バランスを崩しベッドから滑り落ちてしまった。その日をきっかけにAさんは、ほとんどベッドで臥床して過ごし、リハビリの意欲もみられない。食欲も減り、入院する前と比較して疲れやすくなり、体重も3kg減ってしまった。Aさんは今後のことについて、「家には帰りたいが、今帰って生活ができるか心配」と言っている。

✎ ひとくち MEMO ┃ 脳梗塞

脳梗塞には、脳血栓症（アテローム血栓性脳梗塞、ラクナ梗塞）と、脳塞栓症がある。脳血栓症はアテローム硬化巣に血液成分が沈着し、凝塊をつくり、徐々に大きくなった血栓が血管を閉塞するものである。脳梗塞の症状は閉塞した血管領域の脳の症状であり、麻痺、失語症、失認、失行、反側空間無視などがある。CTやMRIで診断を行う。治療は発症からの経過時間や病状によって治療法が変わり、血栓溶解療法や抗凝固療法、血栓回収療法などがある。麻痺や失語症などの後遺症が残ることも少なくなく、早期からリハビリテーションを実施する。

Q1 中大脳動脈の血管の支配域とその血管の閉塞によって生じる神経症状は何があるか調べてみましょう。

支配域に色を塗ろう　　　　　　　　神経症状

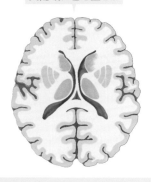

Q2 以下の図の右片麻痺はどれでしょうか（麻痺の部分に色がついています）。

❶ 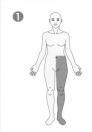　　❷ 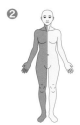　　❸ 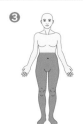　　❹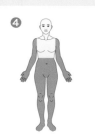

Q3 Aさんはフレイルの状態にあると考えられます。Aさんはなぜこのような状態になっていると考えられますか。

✏ ひとくち MEMO │ フレイルの基本チェックリスト〈日本版CHS基準〉

❶体重減少：6か月で2～3kg以上の意図しない体重減少
❷筋力低下：握力（利き手による測定）男性＜26kg、女性＜18kg
❸疲　労　感：ここ2週間わけもなく疲れたように感じる
❹歩行速度：通常歩行速度＜1.0m/秒

❺身体活動：軽い運動・体操を1週間に何日ぐらいしているか
定期的な運動・スポーツを1週間に何日ぐらいしているか
これらのいずれも「していない」と回答

上記、5項目で3項目以上該当：フレイル、1～2項目該当：プレフレイル、該当なし：ロバスト（健常）と診断される

Q4 歩行に必要な姿勢の保持や下肢の筋力のどこに支障が生じていますか。

Q5 Aさんと話をすると、「寝てばかりいるのはよくないし、トイレまでは歩けるようになりたい」と希望がみられました。トイレに行けるようになるために、あなたならどのようなことから支援しますか。

ワーク解答

1) 支持作用、保護作用、運動作用、造血作用、カルシウムの貯蔵作用、カルシウム濃度の調節
2) ①重力　②立位姿勢を保持　③支点　④上下
3) ①P.41の骨格筋の名称を参照
　　②股関節－球関節・多軸性－屈曲・伸展
　　膝関節－蝶番関節・一軸性－屈曲・伸展
　　足関節（距腿関節）－蝶番関節－屈曲・伸展（底屈・背屈）
4) ①横紋筋　②内臓筋　③随意筋　④不随意筋
5) 出発点である大脳皮質から出た刺激は錐体で交叉するため、情報を認知した反対側に動きは現れる
6) ●睡眠周期は約90分の規則正しい周期で、一晩のうち4～6回ほど繰り返される
　●レム睡眠は睡眠状態ではあるが、脳が活発に活動し、眼球の急速な運動がみられる
　●レム睡眠の役割は骨格筋などを休め、日中に得られた情報を整理すると考えられている
　●ノンレム睡眠は睡眠の深度によって4段階に分けられる
　●ノンレム睡眠の役割は、脳の休息と体内の修復にあるといわれている
　●日中は日光によりメラトニンの分泌が抑制され、夜間になると分泌され眠くなる
　●朝方から副腎皮質ホルモンのコルチゾルが分泌され覚醒に備え、覚醒の30分から2時間後に最高になる
　●就寝後、深い眠りで成長ホルモンが多く分泌される

事例解答

Q1

<水平断>
前

前大脳動脈
　下肢に強い片麻痺
　感覚障害
　無言・失語
　無動性無言（両側）

中大脳動脈
　対側の高度片麻痺　　半側空間無視（劣位側）
　感覚障害　　　　　　病態失認（劣位側）
　意識障害　　　　　　着衣失行（劣位側）
　失語（優位側）

後大脳動脈
　同名半盲
　純粋失読（優位側）
　半側空間無視（劣位側）
　相貌失認（劣位または両側）

前脈絡叢動脈
　片麻痺
　半側感覚障害
　半盲

後

Q2 ②（①単麻痺、②（右）片麻痺、③対麻痺、④四肢麻痺）

Q3 ●突然の病気によって後遺症を患い前向きな気持になれていない
　●リハビリが負担になっている
　●転倒したことがショックで、回復への意欲を失っている
　●食事もすすまず、体重も減り、エネルギー不足も考えられる

Q4 ●姿勢の保持のための抗重力筋の低下
　●麻痺による立位姿勢の崩れ
　●杖歩行時の下肢の不安定（歩くうえで必要な骨格筋のすべての筋力低下）

Q5 ●端坐位での姿勢の保持の練習。まず、食事をベッド上の座位から端坐位または車いすで摂取できるよう取り組む
　●その際の環境の調整や、身体の傾きの確認、良肢位を保てる工夫を行う
　●体の動きを観察し、できる動作（健側を利用しての動きなど）から始める
　●麻痺側の手や足も日常生活の中で使うよう支援する（例えば、歯磨き、洗顔、顔を拭くなど）
　●リハビリのスタッフと連携し、どこの筋力が弱いのか、日常生活のなかで取り入れられることはないかなど、連携をとる
　●起立時の血圧の変動に注意する
　●自尊心に配慮し前向きになれるよう支援する

参考文献

1. 池添静江、石束佳子、阿形奈津子 編：看護学生スタディガイド 2024. 照林社, 東京, 2023.
2. 菱沼典子：看護形態機能学 生活行動からみるからだ 第4版. 日本看護協会出版会, 東京, 2017.
3. 大久保暢子：新体系看護学全書 人体の構造と機能③ 形態機能学. メヂカルフレンド社, 東京, 2022.
4. 大久保暢子：日常生活行動からみるヘルスアセスメント. 日本看護協会出版会, 東京, 2016.
5. 小寺豊彦：楽しく学ぶ！ 看護につながる解剖生理 改訂版. 照林社, 東京, 2016.
6. 医療情報科学研究所 編：からだがみえる 人体の構造と機能 第1版. メディックメディア, 東京, 2023.
7. 川嶋みどり：生活行動の援助技術 第3版. 看護の科学新社, 東京, 2022.
8. 堺 章：目でみるからだのメカニズム 第2版. 医学書院, 東京, 2016.

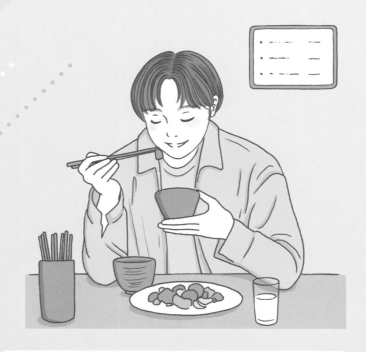

PART 2

食べる

| 執筆　出口美代子 |

　食べることは私たちが生きていくために必要不可欠な、基本的欲求の1つです。空腹が満たされたらそれでいいという、食にあまり興味のない人もいますが、健康な人々にとって、食べることは楽しみや生きがいであることがほとんどでしょう。

　しかし、食べたくても食べられない、食べたくなくても食べなければならないといったような、「食」が苦痛となる状況も医療現場では少なくありません。

　私たち人間にとって「食」の意義を理解すること、そして、看護師として人々の日常生活行動の「食」にかかわる者として、「食べる」ということを支える人体の構造と機能を理解することが大切です。

1 「食べる」ということ

1 食の生理過程

　私たちはお腹がすいたらご飯を食べ、食べたら満腹になるというサイクルを繰り返しています。この、「お腹がすいた」「お腹いっぱいになった」といった感覚は人間が生きていくためになくてはならない、重要なはたらきです。この感覚を司って指令を出しているのが、間脳にある視床下部といわれる部分です。

「食べる」という行動（生理過程）

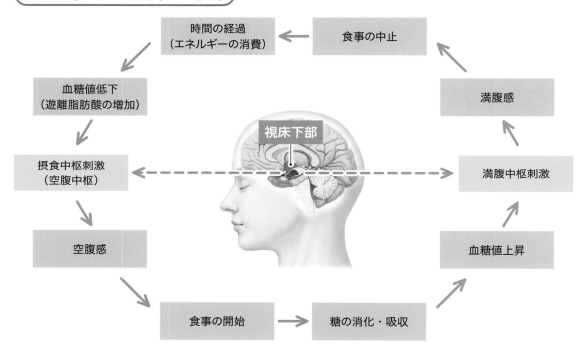

　食欲を感じるには、**図**に書かれている内容以外にも多くのホルモンや神経が複合的に作用していますが、ここでは脳の視床下部（摂食中枢・満腹中枢）のはたらきを中心に説明します。

　食事によって食物が補給されると糖の消化・吸収が行われ、血糖値が上昇します。それにより「もう食事は十分」という指令が満腹中枢から出されることで私たちは満腹だと感じ、その結果、摂食行動を中止するのです。血糖値が上昇してから満腹中枢に刺激が伝わるまでには20分程度のタイムラグがあるといわれています。

　体はエネルギーを消費し続けるため、時間の経過とともに血糖値は低下します。そこで、体はエネルギー資源として蓄えていた脂肪を分解して血液内に送り出します。そのため血液中の遊離脂肪酸が増加することで摂食中枢が刺激を受け、空腹という感覚から食欲が増し、食行動へとつながるのです。

> ☕ **BREAK** ｜ 早食いは太る？
>
> ● ゆっくり噛んで食べることで少量でも満腹だと感じることができるのも、逆に満腹だと感じる前に早食いで食べ過ぎてしまうのも、このタイムラグが影響しているのです。「早食いは太る」というのは本当なのです。

2 食べることの意義

食べることには大きく分けて3つの意義があるといわれています。

①生理的意義

食べることの最も基本的な意義は、生存と健康を維持するための栄養補給です。P.50図にもあるように、人間の欲求として食欲が湧き、食物を摂取することにより、私たちは必要な栄養（糖質、脂質、タンパク質、ビタミンなど）を摂取し、身体がつくられていきます。そして、食べることで体温調節や免疫システムの機能が維持されます。

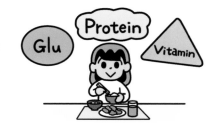

②心理的意義

食べることは心の健康にも大きな影響を与えます。栄養摂取としての食事にとどまらず、食べることを楽しみにしている人も多く、食は人生の質（QOL：Quality of Life）の向上に関与しています。また、食べることはストレスの軽減にも役立ち、心のバランスを保つ手段としてもとても重要です。

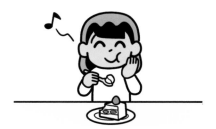

③社会的意義

食べることは社会的な活動でもあり、文化や個人のアイデンティティとも密接に関連し、幸福感や他者とのつながりを感じることにつながります。家族や友人との食事は交流やコミュニケーションの場として機能し、人々が互いにつながりを共有する重要な時間です。食べるという活動は世代を超えてつながりを築く有効な方法です。また、地域によって古くから受け継がれた調理法や食べ物といったような食文化も継承されています。

以上のように、「食べる」ことは生理的、心理的、社会的に深い意義をもっており、私たちの健康と社会活動を支えています。

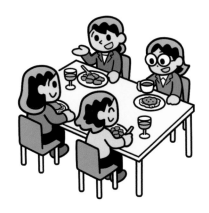

3 食べられなくても生きること

医学の進歩によって口から食べることができなくても、点滴や、チューブを通して消化管に栄養を補給すること（P.64参照）で、ある程度生命を維持し続けられるようになりました。

これは生きることを支援するという意味では非常にすばらしいことである反面、生きるとは、生かされるとはどういうことなのか、食べる意義とはいったい何なのかを考え直す必要性を突きつけられているようにも感じます。

私たちは口からおいしく安全に食べることを支援しつつ、それらが困難だったりできない対象に対して、どのようなはたらきかけを行うことができるのかを常に考えていく必要があります。

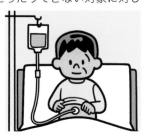

2
食べるために必要な人体の構造と機能

　食べるとき、私たちは体の各部位の役割をとくに意識することなく一連の動きの多くを無意識のうちに行っています。「食べる」という行動は図にあるように、Bの「食べる（嚥下）」過程だけではなく、Aの「欲求・認識」の過程とC「消化・吸収」の過程を含み、しくみとして非常に複雑で多面的です。これらの一連の流れを図の記載順に沿って、具体的に体のどの器官や器官系（サブシステム）が作用しているのかを確認していきましょう。

「食べる」という行動（認知・運動過程）

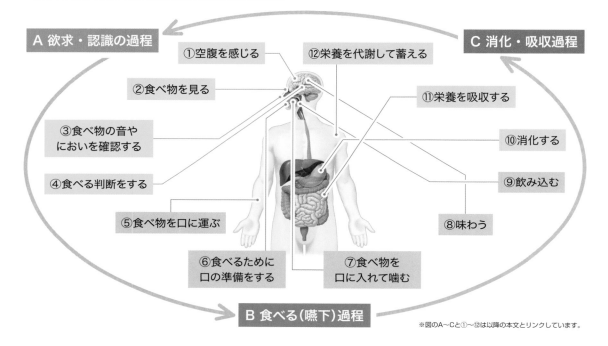

A 欲求・認識の過程
- ①空腹を感じる
- ②食べ物を見る
- ③食べ物の音やにおいを確認する
- ④食べる判断をする
- ⑤食べ物を口に運ぶ
- ⑥食べるために口の準備をする

- ⑦食べ物を口に入れて嚙む
- ⑧味わう
- ⑨飲み込む
- ⑩消化する
- ⑪栄養を吸収する
- ⑫栄養を代謝して蓄える

C 消化・吸収過程

B 食べる（嚥下）過程

※図のA〜Cと①〜⑫は以降の本文とリンクしています。

Ⓐ 欲求・認識の過程

　五感を活用して食べ物を認識し、脳で食欲を感じるステップです。

①空腹を感じる

　視床下部（P.50図参照）にある摂食中枢が食欲を制御するための中枢的な役割を果たしています。脳や体にエネルギーが不足すると胃からグレリンが分泌され、摂食中枢のはたらきが活性化されます。また、血液内のブドウ糖の濃度が低下することで、体はエネルギーをつくり出すために蓄えていた脂肪を分解して使おうとします。そのときに産生される遊離脂肪酸も摂食中枢を刺激して、空腹であると信号を送ります。これにより、私たちはお腹がすいたと感じる（空腹感）のです。

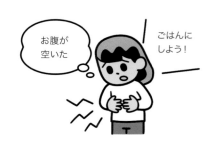

お腹が空いた

ごはんにしよう！

②食べ物を見る

　私たちは、食べ物を口に入れる前にまず目で見て確認を行います。瞳孔（どうこう）から目に入った光は視神経を通じて脳に伝達され、像として認識されます。視覚を通して食べ物を認識することで、「何を」、「どのくらい」、「どのように」食べるかを、過去の記憶と照合して無意識的に考えます。

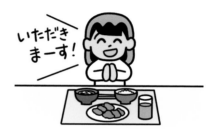

③食べ物の音やにおいを確認する

　食べ物の認識には、視覚情報だけでなく聴覚情報や嗅覚情報も大きくかかわっています。におい（嗅覚）は、空気中にあるにおい分子が嗅細胞（嗅神経細胞）を刺激し、前頭野下部にある嗅覚中枢に伝わることで感じます。また、嗅覚は唾液分泌にも影響することが知られています。音（聴覚）については「PART5」のP.119を参照ください。

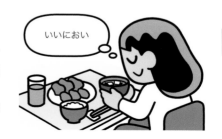

いいにおい

☕ **BREAK** ｜ 視覚・聴覚・嗅覚と食欲

- お肉を焼くときのジュージューという音や香ばしいにおいは食欲を刺激しますよね。これは聴覚、嗅覚刺激によって摂食中枢のはたらきが活発になるからです。逆に苦手なにおいだったときは摂食中枢のはたらきが低下して食欲も減退してしまいます。

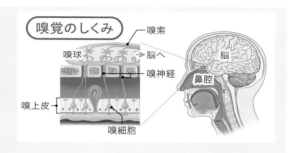

嗅覚のしくみ

④食べる判断をする

　②、③から得られた情報を統合して、目の前の食べ物を食べる判断を行っていきます。なお、海馬（かいば）に蓄積された過去の記憶（食事）や、前頭葉（大脳皮質）のはたらきにより、食べる量を増やしたり減らしたりする判断も行います。

脳の構造

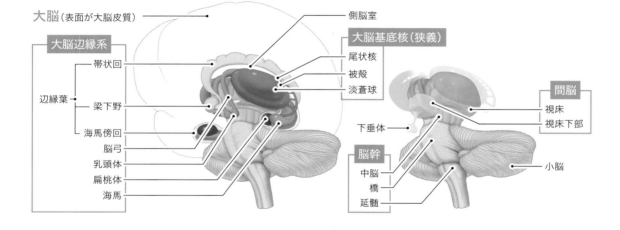

B 食べる（嚥下）過程

Aの①〜④を経て、いよいよ食べるための動作に移ります。食べる運動を「嚥下運動」といい、嚥下モデルとして、下図がよく用いられます。嚥下運動に必要な、嚥下器官の作用と主要な筋肉・支配神経を下表に示します。

摂食嚥下のメカニズム

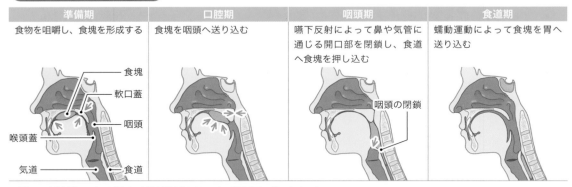

準備期	口腔期	咽頭期	食道期
食物を咀嚼し、食塊を形成する	食塊を咽頭へ送り込む	嚥下反射によって鼻や気管に通じる開口部を閉鎖し、食道へ食塊を押し込む	蠕動運動によって食塊を胃へ送り込む

食塊
軟口蓋
咽頭
喉頭蓋
気道
食道
咽頭の閉鎖

※上記4つに食物を認知して食べる構えをする「先行期」を合わせた5つを、「摂食嚥下の5期モデル」という。

嚥下器官の作用と主要な筋肉・支配神経

作用	主要な筋肉	支配神経（脳神経）
表情や捕食（取り込み）に関与	口輪筋 頬筋	顔面神経
咀嚼に関与	咬筋 側頭筋 内側翼突筋 外側翼突筋	三叉神経
舌の運動に関与	内舌筋 ┌ 上縦舌筋 ├ 下縦舌筋 ├ 横舌筋 └ 垂直舌筋 外舌筋 ┌ オトガイ舌筋 ├ 舌骨舌筋 └ 茎突舌筋	舌下神経
鼻との開口部の閉鎖に関与 （鼻咽腔閉鎖機能）	口蓋帆挙筋 口蓋垂筋 口蓋舌筋 口蓋咽頭筋	咽頭神経叢 （舌咽神経・迷走神経）
喉頭を持ち上げ、喉頭口の閉鎖に関与 （食塊の喉頭への侵入を防止）	舌骨上筋群 ┌ オトガイ舌骨筋 ├ 顎二腹筋 └ 顎舌骨筋	舌下神経 三叉神経
声帯を閉じて食塊の気管への侵入防止に関与 （誤嚥を防ぐ）	甲状舌骨筋 甲状披裂筋 披裂筋	反回神経 （迷走神経）
咽頭の収縮による食塊の移送と 食道の入り口の開大に関与	咽頭収縮筋 輪状咽頭筋	咽頭神経叢 （舌咽神経・迷走神経）

⑤食べ物を口に運ぶ

食べ物を口元まで運ぶためには、手や腕を協調的に動かす必要があります。具体的には、食べ物をとるためには手首や指先を巧みに動かして、食べ物の形状や大きさに応じて微細な力を調節して、箸やスプーンを操作します。また、手を持ち上げる際は、上腕と前腕の筋肉が連携して食べ物を口まで運びます。

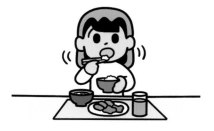

⑥食べるために口の準備をする

食べるための口の準備として、咀嚼筋や舌骨上筋群による下顎の動きや、口輪筋や頬筋による口唇の運動調節が必要です。私たちは食べ物に応じた動きを無意識的に行っていますが、それら顔面の筋の運動を支配しているのは顔面神経です。また、視床下部から自律神経系を介して唾液腺が刺激され、唾液の分泌が促進されます。唾液腺は、大唾液腺(耳下腺、顎下腺、舌下腺)(図)と、小唾液腺(口唇腺、頬腺、舌腺、口蓋腺、臼歯腺)からなります。

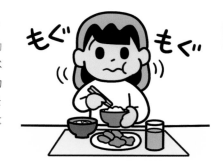

☕ BREAK │ 顔面神経のはたらき
● ハンバーガーや熱いラーメンを食べるとき、私たちがいちいち意識することなくそれぞれ口の形や動きを食べ物に合わせているのはそのためです。

大唾液腺

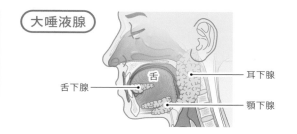

舌下腺　舌　耳下腺　顎下腺

⑦食べ物を口に入れて噛む

食べ物を口に入れると、次は歯を使って咀嚼を行っていきます。咀嚼とは上下の歯を使って食べ物と唾液をよく混ぜ合わせる運動であり、咀嚼を行うこととによって柔らかく飲み込みやすい形状(食塊)にしていきます。

歯

□歯は成人では上下で32本有している(図)。これは、親知らずといわれる第三大臼歯(智歯)を含んだ本数である。
□前歯は咬断作用にて食物を噛み切り、臼歯では臼磨作用にて食物の粒子を小さくしていく。
□咀嚼はリズミカルな下顎の開閉運動で、下顎を引き下げて口を開ける筋(舌骨上筋群)と引き上げて口を閉じる筋(咀嚼筋)が交互に収縮することによって生じる。

歯式(成人)

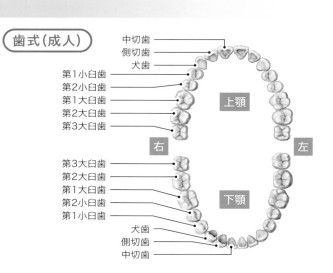

中切歯
側切歯
犬歯
第1小臼歯
第2小臼歯
第1大臼歯
第2大臼歯
第3大臼歯
上顎
右　左
第3大臼歯
第2大臼歯
第1大臼歯
第2小臼歯
第1小臼歯
下顎
犬歯
側切歯
中切歯

⑧味わう

⑦で咀嚼を行っている際に、味と香りを楽しむことができます。味覚は、甘味、酸味、塩味、苦味、うま味の5つの基本味で構成されており、味覚神経の分布する味蕾で受容されます。

味蕾は、口腔内の舌、口蓋、咽頭、喉頭蓋などに存在する小さな器官で、味に特化した神経細胞で

す。そのなかには味細胞が含まれており、味蕾と味細胞は、味覚を感じるために密接に関連しています。ちなみに舌の運動は舌下神経が支配している随意運動ですが、通常の咀嚼運動は無意識下で繰り返されています。

☕ **BREAK** | **味を感じる場所**
- 以前は舌のどの部分が甘みや酸味を感じるか、部位別に覚える勉強をしていました。しかし最近は、味覚は舌全体にある味蕾で感じ、さらには嗅覚や視覚などの情報や周囲の環境などを複合して総合的に脳が感じる(判断する)ものだと考えられるようになりました。同じ味の食べ物を食べても、そのときの体調や気分によって感じ方が変わるのも、さまざまな要因が味の感じ方に影響を与えているからです。

味覚に関連する脳神経

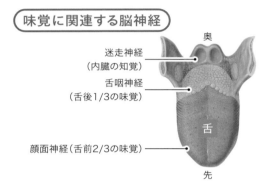

奥
迷走神経
(内臓の知覚)
舌咽神経
(舌後1/3の味覚)

舌

顔面神経(舌前2/3の味覚)

先

⑨飲み込む

食塊を飲み込むときには軟口蓋と喉頭蓋という2つの蓋がはたらき、逆流や誤嚥を防いでいます。咽頭は食物と空気の両方が流れる通路ですが、呼吸と嚥下を同時に行うことができるのはこれらの2つの蓋のはたらきによるものなのです。

まずは口腔の食物が咽頭へ送られて咽頭の感覚受容器が刺激されることで嚥下反射が引き起こされ、

食塊を咽頭から食道へ送ります。その際、軟口蓋が挙上することで鼻腔が遮断され、鼻への逆流を防止します。また、喉頭蓋は気管に蓋をして食物が気道に入るのを防ぎ、嚥下の瞬間に開く食道に食塊を送り込むのです。咽頭は上から次々に収縮して、食道のほうへ食塊を押し込んでいき、食塊を食道から胃へと移動させていきます(下図)。

喉頭蓋による誤嚥予防

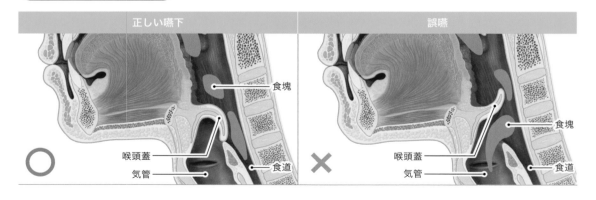

正しい嚥下	誤嚥

正しい嚥下: 食塊 / 喉頭蓋 / 気管 / 食道

誤嚥: 食塊 / 喉頭蓋 / 気管 / 食道

Ⓒ 消化・吸収過程

⑩消化する

　食べたものを体に吸収できる物質（栄養素）まで分解する過程を消化といいます。消化にかかわる器官系が消化器です。消化管は、口から順番に、口腔→咽頭→食道→胃→小腸（十二指腸・空腸・回腸）→大腸（盲腸・結腸・直腸）→肛門まで、1本の管のようにつながっています。途中で消化管と付属器官（唾液腺、肝臓、胆嚢、膵臓）から分泌される消化酵素の力を借りて食べ物を化学的に消化しているのです。

消化器の構造

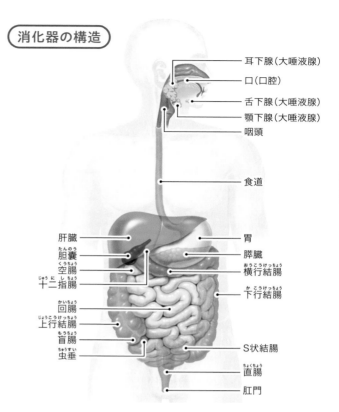

- 耳下腺（大唾液腺）
- 口（口腔）
- 舌下腺（大唾液腺）
- 顎下腺（大唾液腺）
- 咽頭
- 食道
- 肝臓
- 胆嚢
- 空腸
- 十二指腸
- 回腸
- 上行結腸
- 盲腸
- 虫垂
- 胃
- 膵臓
- 横行結腸
- 下行結腸
- S状結腸
- 直腸
- 肛門

消化器官と消化酵素

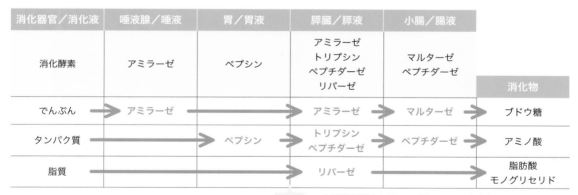

消化器官／消化液	唾液腺／唾液	胃／胃液	膵臓／膵液	小腸／腸液	
消化酵素	アミラーゼ	ペプシン	アミラーゼ トリプシン ペプチダーゼ リパーゼ	マルターゼ ペプチダーゼ	**消化物**
でんぷん →	アミラーゼ →		アミラーゼ →	マルターゼ →	ブドウ糖
タンパク質 →		ペプシン →	トリプシン ペプチダーゼ →	ペプチダーゼ →	アミノ酸
脂質 →			リパーゼ →		脂肪酸 モノグリセリド

胆汁　※胆汁は消化酵素を含まないので消化はできないが、脂肪の消化を助ける

胃

- □胃は袋状の管腔臓器で、胃粘膜、筋層（外縦走筋、中輪走筋、内斜走筋）、漿膜の3層構造からなる。
- □胃は入り口から順番に、噴門部、胃底部、胃体部、幽門前庭部、幽門という。
- □胃は空の状態のときはほとんど動いていないが、食塊が食道を通って胃に降りてくると胃底部から胃液が分泌され、蠕動運動が始まる。

- □胃ではタンパク質が胃液内の消化酵素であるペプシンによって分解される。
- □胃は食塊を一時的に貯めておく貯留機能があり、容量は成人で1.5～2Lである。
- □噴門部が食塊の逆流を防ぎ、蠕動運動とpH 1～2の強酸性の胃液によって食塊が粥状（粥状液）となり、少しずつ十二指腸に送る。

胃の構造

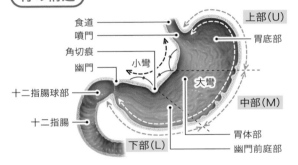

- 食道
- 噴門
- 角切痕
- 幽門
- 十二指腸球部
- 十二指腸
- 小彎
- 大彎
- 上部（U）
- 胃底部
- 中部（M）
- 胃体部
- 幽門前庭部
- 下部（L）

☕ BREAK ｜ 胃の上部なのに底部？
●胃底部は胃の上部にあるのに、なぜ胃底部と呼ばれるのか不思議ですね。立位時に胃底部は上部にありますが、仰臥位では腹部側からみて胃底部が最も背部に近い底部に位置しているからだといわれています。

膵臓

□膵臓は胃の後ろの面に接しており、幅は約5cm、長さは15〜20cmの細長い形をした臓器で、十二指腸にも接している。

□十二指腸側の右側が太く左側が細い形をしており、太い部分から膵頭部、膵体部、膵尾部という。

□膵臓には大きく2つのはたらきがあり、膵液（消化液）を分泌する外分泌機能と、ホルモン（インスリン、グルカゴン）を分泌する内分泌機能をもっている。

□膵液は膵管を通って十二指腸内へ送られる。この膵液には糖質を分解するアミラーゼ、タンパク質を分解するトリプシン、ペプチダーゼ、脂肪を分解するリパーゼなどの消化酵素が含まれる。

膵臓

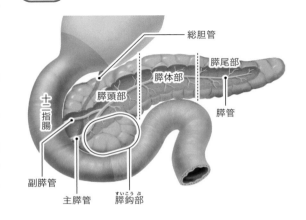

- 総胆管
- 膵尾部
- 膵体部
- 膵頭部
- 膵管
- 十二指腸
- 副膵管
- 主膵管
- 膵鈎部（すいこうぶ）

肝臓

□肝臓は、横隔膜のすぐ下（右上腹部）に位置し、成人では1〜1.5kgの腹腔内最大の実質臓器である。

□肝鎌状間膜で右葉と左葉に分けられ、下方に胃や腸から吸収した栄養を肝臓に運ぶ静脈（門脈）が通っている。

□肝臓には多くのはたらきがあるが、主な機能としては、代謝、貯蔵、解毒などを担っている。

□肝臓では、脂肪を乳化するために必要な胆汁（たんじゅう）が約800mL/日つくられる。胆汁にはビリルビンが含まれており、その色素の影響で黄色を呈している。

□胆汁は肝臓で休みなく分泌されて胆嚢（たんのう）に蓄えられ、その間に水分が吸収されて濃縮される。

□胆汁には消化酵素は含まれないが、脂肪の消化酵素であるリパーゼのはたらきを助ける。

肝臓

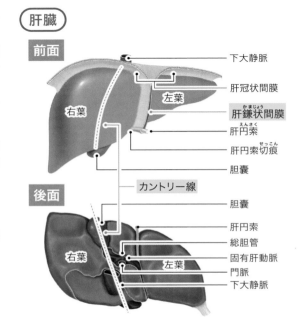

前面
- 下大静脈
- 肝冠状間膜
- 左葉
- 右葉
- 肝鎌状間膜（かまじょうかんまく）
- 肝円索（えんさく）
- 肝円索切痕（せっこん）
- 胆嚢

カントリー線

後面
- 胆嚢
- 肝円索
- 総胆管
- 固有肝動脈
- 門脈
- 下大静脈
- 右葉
- 左葉

□小腸は、十二指腸、空腸、回腸の総称である。消化というと胃のイメージが大きいが、実は消化管による消化吸収機能の大部分を担っているのは小腸である。

□小腸は体のなかで最も長い器官で、成人では十二指腸は約25cm、空腸と回腸は合わせて約6〜7mになる。

□小腸の表面粘膜には、絨毛（じゅうもう）という無数のヒダ突起があり、表面積を大きくすることで効率よく多く

の栄養素を消化・吸収できるようになっている（下図）。

□胃で消化された粥状液は十二指腸に運ばれ、胆嚢からの胆汁、膵管からの膵液の消化酵素を混合し、消化吸収を促進させながらさらに空腸に進む。

□小腸の粘膜層からはマルターゼ、ペプチダーゼが含まれた腸液が分泌され、糖質はブドウ糖、タンパク質はアミノ酸、脂質は脂肪酸、モノグリセリドなどの最終的な分解産物になる。

小腸内の絨毛

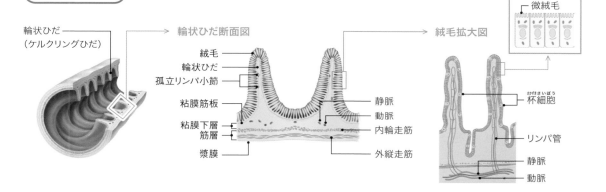

輪状ひだ
（ケルクリングひだ）

→ 輪状ひだ断面図

絨毛
輪状ひだ
孤立リンパ小節
粘膜筋板
粘膜下層
筋層
漿膜

静脈
動脈
内輪走筋
外縦走筋

→ 絨毛拡大図

微絨毛

杯細胞（さかずきさいぼう）
リンパ管
静脈
動脈

⑪栄養を吸収する

小腸は、胃や十二指腸で消化された粥状液をさらに分解し、栄養素を吸収するはたらきをもっています。腸絨毛は、体の組織に必要なほぼすべての物質を吸収します。絨毛のなかには網状に毛細血管が走

行しており、アミノ酸とブドウ糖が吸収されます。一方、モノグリセリドや脂肪酸は絨毛内の中央にありリンパ液が流れているリンパ管に吸収され、最終的に静脈に運ばれます。

⑫栄養を代謝して蓄える

吸収された栄養素をエネルギーや体に必要な物質に生成することを代謝といいます。そのエネルギーの蓄積と放出により、わたしたちの生命は維持されているのです。

小腸で吸収された栄養分は門脈を経て肝臓に運ばれ、肝細胞で代謝されます。糖はグリコーゲンとして肝臓や筋肉などに蓄えられ、血液中のグルコース

が不足するとグリコーゲンを再びグルコースに変えて体内へ送り出し、血糖値を調整します。タンパク質はアミノ酸に分解され、血漿タンパクであるアルブミン・グロブリン・フィブリノゲンなどをつくります。一方、リンパ管に吸収された脂肪は血流に入って全身を回り体脂肪として貯蔵され、エネルギーが不足したときに備えて蓄えられているのです。

3 摂食嚥下に支障をきたす病態

食べる動作のほとんどは無意識的に行われており、通常は特に努力を要しません。しかし、それらの機能はその段階のどこかが欠けてしまうと食べることに支障をきたします。

食行動がうまくいかなくなる病態にはどのようなものがあるでしょうか。ここでは、そのなかでも特に摂食嚥下に焦点化して説明します。**表**に摂食嚥下障害を引き起こす要因を示します。

そして、嚥下障害を生じる主要な疾患・病態を確認していきましょう。

摂食嚥下障害を引き起こす要因・疾患

要　因	疾　患	
機能的要因 ●大脳から嚥下器官までのどこかの神経や筋肉の病変によって、器官の動きが悪くなり起こるもの	脳血管障害（脳卒中） ┌脳梗塞 │脳出血 └くも膜下出血	神経変性疾患 ┌パーキンソン病 │脊髄小脳変性症 │筋萎縮性側索硬化症 └ギラン・バレー症候群
器質的要因 ●嚥下器官（舌、口唇、下顎、咽頭など）の形態異常や欠損で起こるもの	頭頸部がん（手術・放射線治療など） 外傷 熱傷	
その他の要因	フレイル・サルコペニア 薬剤の副作用	廃用症候群 認知症

脳血管障害の種類

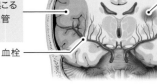

脳梗塞
●脳の血管が詰まって起こる（太い血管でも細い血管でも起こる）

血栓

脳出血
●脳の内側（実質内）で、血管が破れて起こる
●大脳基底核と内包・視床で起こりやすい

硬膜
くも膜

くも膜下出血
●脳の外側（くも膜下腔）で起こる
●脳底のウィリス動脈輪にできた脳動脈瘤の破裂が原因となる

1 脳血管障害

脳血管障害のなかでも脳卒中は脳の血管に異常が起こり、血管が詰まったり（脳梗塞）、破裂（脳出血）することで、脳組織に酸素や栄養が適切に供給されないことで脳損傷が生じる状態です。特に下記のような脳の特定の領域に影響が及ぶと、嚥下機能にも影響を及ぼすことがあります。

大脳皮質・基底核領域

大脳皮質（P.53下図参照）には、運動機能に密接にかかわっている部位が存在しています。また、尾状核などの大脳基底核領域も運動の開始・停止に関与しています。そのため、損傷を受けることで、嚥

下のタイミングの調整や筋肉のバランスのとれた運動が困難となるなど、嚥下機能に異常を引き起こす可能性があります。

脳幹

脳幹（中脳・橋・延髄）（P.53下図参照）には、嚥下運動を行う筋肉に指令を出す脳神経の核が多数存在しています。特に延髄には嚥下中枢が存在し、損傷されることで、嚥下運動に大きな影響を与えます。重症になると嚥下反射が生じなかったり、嚥下運動が著しく障害されることがあります。

2 神経変性疾患

神経変性疾患は多数存在しますが、代表的な疾患としてパーキンソン病があります。パーキンソン病は、おもに運動機能の制御に関与する神経伝達物質であるドパミンの不足によって引き起こされます。

この疾患により、手足の震え、筋肉の硬直（固縮）、運動の緩慢さなどの症状を引き起こします。パーキンソン病により、ドパミンが不足すると、それにより嚥下反射や咳反射が低下し誤嚥性肺炎が生じやすくなります。

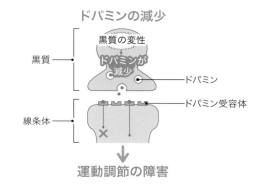

3 器質的要因

口腔、咽頭、喉頭、舌などの頭頸部のがんの術後や、外傷、熱傷などの器質的なものが原因となり食物を飲み込む際に問題が生じることがあります。例えば、舌がんは舌運動が低下する最も代表的な病態です。がんの手術の結果、舌の切除範囲が大きい場合は、食物の選択に著しい制限が生じます。その場合、柔らかい食物や液体等しか摂取できないことがあります。

また、脳血管障害や神経変性疾患との違いとしては、飲み込み時の痛みや不快感が特徴的です。障害部位の形態異常を確認しやすく、病変が消失すると嚥下障害も軽快・消失することがあります。

4 サルコペニア・フレイル

サルコペニアは、進行性および全身性の骨格筋量および骨格筋力の低下を特徴とする症候群です。所見としては、体重減少、主観的な活力低下、握力低下、歩行速度の低下などの徴候がみられることがあります。特に、これらの項目が複数該当する場合、フレイル（虚弱）とされることがあります。

サルコペニアの割合は加齢に伴って増加することが知られています。全身の筋力の低下は食べる機能にも問題が生じ、嚥下機能の低下、食事摂取量の減少により栄養状態は低下してしまい、よりサルコペニアを進行させてしまう悪循環が生じます。

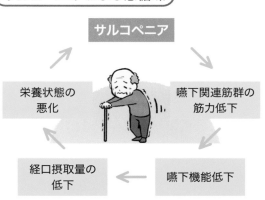

4 看護につなぐための知識

食べることに困難を抱えた人に、私たちはどのような支援ができるでしょうか。以下に例を示します。

1 口腔ケア

口腔ケアというと食後のみを考えがちですが、**食前の口腔ケア**も大切です。食前の口腔ケアは**食欲の増加**につながり、**誤嚥性肺炎の予防**にも有益です。また、口腔や咽頭の感覚を改善させる訓練になると同時に覚醒を促します。

ただし、食直前の口腔ケア時に歯磨き剤を使用すると食事の味に悪影響を及ぼすので、歯磨き剤は食後に使用しましょう。

2 嚥下体操

食事の前などに行う**口腔運動**や**発声・構音のトレーニング**のことを嚥下体操といいます。さらに口腔運動にとどまらず、全身や首の運動範囲を広げるなど、全身の柔軟性の改善にもはたらきかけます。嚥下体操は多くの人に使用できる支援法であり、高齢者や嚥下障害の予備軍の方にも嚥下器官の機能維持・向上として効果的です。

嚥下体操

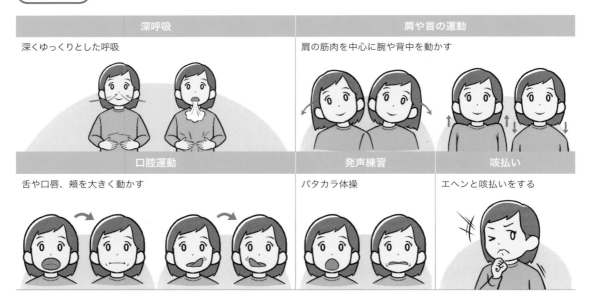

深呼吸	肩や首の運動	
深くゆっくりとした呼吸	肩の筋肉を中心に腕や背中を動かす	

口腔運動	発声練習	咳払い
舌や口唇、頬を大きく動かす	パタカラ体操	エヘンと咳払いをする

Expert NURSE プチナース ⊚ 照林社

"授業""実習""国試"に役立つ!

看護学生のための おすすめ本 2024 Vol.1

※定価には10%の消費税が含まれております。

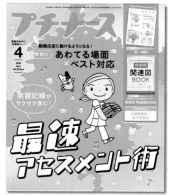

定価：**1,100円**（税込）　AB判

プチナースは
毎月1回、10日ごろに
発売するよ!

定期購読が
おすすめ!

「プチナース」は看護学生向け学習誌です

看護学生生活のスケジュールに合わせたラインアップで、
必要な情報を必要な時期にお届け!

春は
ごうかな特別フロク
もあるよ!

学生に大人気の「疾患別看護過程」や、
国試や実習で使える便利な「別冊フロク」がつく号も!

まずは　**プチナースWEBを check!!**

\ **Pick up!**　プチナースと一緒に活用しよう! /

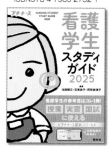

看護学生 スタディガイド2025
編集：**池西靜江、石束佳子、阿形奈津子**
定価：**5,940円**（税込）
A5判／1408頁／
ISBN978-4-7965-2752-1

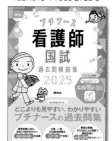

看護師国試 過去問解説集2025
編集：**看護師国家試験対策プロジェクト**
定価：**6,160円**（税込）
B5判／本編1,312頁＋別冊208頁／
ISBN978-4-7965-2753-8

特徴

① **過去10年分の国試問題**から厳選!
類題や図表も充実

② **『必修』『頻出』『正答率70％以上』**など
アイコンつき

③ **全問に正答率を掲載**。落としては
いけない問題がひとめでわかる!

④ **看護roo!国試アプリと連携!**
QRコードからアプリの類似問題がとける

国試対策に定評のあるプチナースの過去問解説集。
本編は過去10年分の看護師国試を中心に、必修・
一般・状況設定問題から厳選。プチナースらしい豊
富な図表とわかりやすい解説で、国試合格に必要な
実力が身につきます。
別冊には最新第113回国試の問題と解説を掲載。

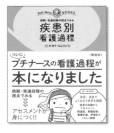
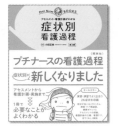
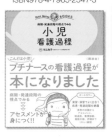
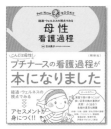
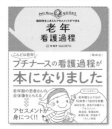
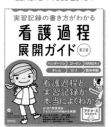
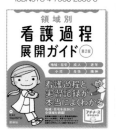
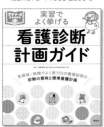
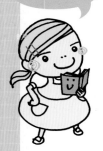
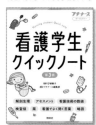
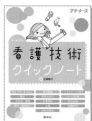
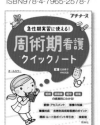
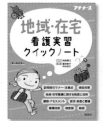

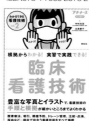
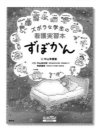
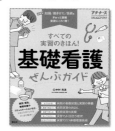
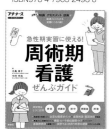
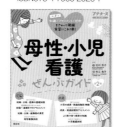
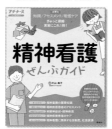
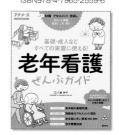
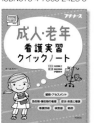
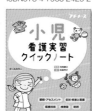
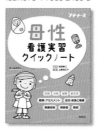
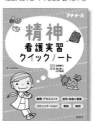
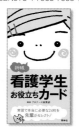

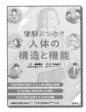
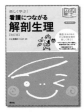
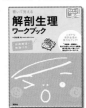
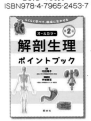
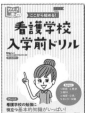
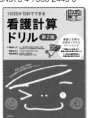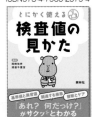
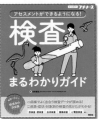
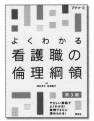
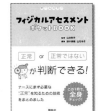
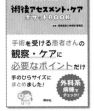

3 食事形態の調整

嚥下機能に応じた食事形態の調整は誤嚥予防のためにも重要です。食べ物の密度や粘度を調整することで、嚥下障害のある人が食べ物や飲み物を安全に摂取できるようになります。

ペースト食

とろみ食

4 体位の調整

体位の調整はとても重要なポイントです。人にとって安楽な体位を保持するために、麻痺や筋力低下があれば必要に応じてクッションなどで体を支えます。

誤嚥を予防するため、頸部は軽く前屈位になるように枕の調整を行います。頸部が伸展、後屈した状態では食物が気管内に流入しやすく、誤嚥のリスクが高まります（下図）。

頸部の体位と誤嚥の関係

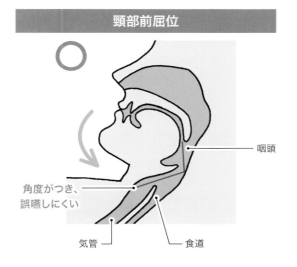
頸部前屈位
○
咽頭
角度がつき、誤嚥しにくい
気管　食道

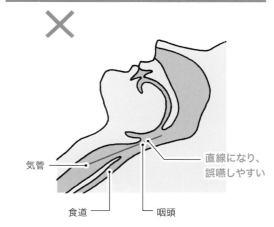
頸部後屈位
×
気管
直線になり、誤嚥しやすい
食道　咽頭

5 食事介助の実施

食事介助を行う際には、機能回復をめざして残存機能を活かした支援を行うことが大切です。手指に麻痺や筋力低下などがあるときは、必要に応じて自助具（補助具）を活用しましょう。

認知機能に障害がある場合は誤食を避けるための食環境の整備や、安全な摂食スピードの確保のための見守りや声かけが必要です。

視覚機能に障害がある場合は、食器を渡したりお膳の上の食事配置を工夫することで聴覚や触覚、記憶力を活用して、自分で摂取をするように支援します。

自助具（補助具）の例

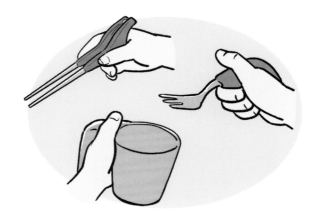

⑥ 口から食べることができない場合の選択肢

　何らかの理由で口から食物を摂取することができなくても消化管機能が正常であれば、鼻から胃のなかにチューブを入れて栄養剤を注入したり（経鼻経管栄養法）、胃や腸に直接管を通して栄養剤を注入する（胃瘻・腸瘻法）ことで栄養摂取が可能です。また、口から十分な栄養や水分を摂れなかったり、消化管機能に問題がある場合は、経静脈栄養法（中心・末梢静脈栄養法）が行われることもあります。

　これらは直接的な食事と形態は異なりますが、生命維持に必要な栄養を補給するという広義の意味では食事の一種であるといえるでしょう。正しい知識と技術でこれらの医療処置を行っていくことは看護師の大切な業務の1つですが、私たちは人間の原点である「口から食べる」ことを大切にし、そのために必要な支援を続けていくことを忘れてはなりません。

非経口的栄養摂取法

経管（経腸）栄養法	
経鼻経管栄養法	**胃瘻法・腸瘻法**
鼻腔から管を挿入して胃や十二指腸に栄養剤を注入する 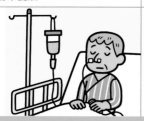	胃壁や空腸に瘻孔を造設し腹壁から管を挿入して栄養剤を注入する 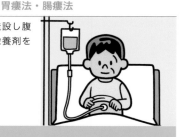

経静脈栄養法	
中心静脈栄養法	**末梢静脈栄養法**
鎖骨下静脈や内頸静脈などからカテーテルを挿入し輸液製剤を投与する 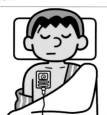	末梢静脈に留置したカテーテルから輸液製剤を投与する 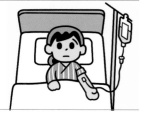

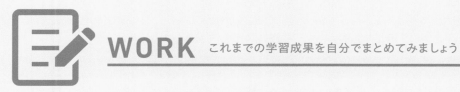

WORK これまでの学習成果を自分でまとめてみましょう

1) お腹がすいた、満腹になった、という感覚はどうやって感じるのでしょうか。以下のキーワードを使って説明してみましょう。

〈キーワード〉 視床下部、血糖値、糖の消化・吸収

2) 私たちの食べるという行動はどのような流れで行われているでしょうか。A．欲求・認識の過程、B．食べる(嚥下)過程、C．消化・吸収過程の3つの過程ごとに分けて書いてみましょう。

A．欲求・認識の過程	
B．食べる(嚥下)過程	
C．消化・吸収過程	

3) 消化管の白地図を自分で書いてみましょう。P.57のイラストを参考にしましょう。

PART
2
食べる

4) 嚥下運動に必要な嚥下器官の作用と、主要な筋肉、支配神経について記載しましょう。

作用	主要な筋肉	支配神経（脳神経）
①表情や捕食に関与	〔　　　　　　〕筋 頬筋	〔　　　　　〕神経
②咀嚼に関与	〔　　　　　　〕筋 側頭筋	〔　　　　　〕神経
③舌の運動に関与	〔　　　　　　〕筋 〔　　　　　　〕筋	〔　　　　　〕神経
④鼻と開口部の閉鎖に関与	口蓋帆挙筋 口蓋垂筋　　など	〔　　　　　〕神経 〔　　　　　〕神経
⑤声帯を閉じて食塊の気管への 　侵入防止に関与	甲状披裂筋 披裂筋　　など	〔　　　　　〕神経
⑥咽頭の収縮による食塊の移送と 　食道の入り口の開大に関与	〔　　　　　　〕筋 輪状咽頭筋	〔　　　　　〕神経 〔　　　　　〕神経

5) 食べるという日常生活行動に支障をきたす要因には、どのようなものがあるでしょうか。以下の2つに分けて、自分が理解しやすい言葉で整理しましょう。

❶機能的要因：大脳から嚥下器官までのどこかの神経や筋肉の病変によって、器官の動きが悪くなり起こるもの（脳血管障害、神経変性疾患）

❷器質的要因：嚥下器官（舌、口唇、咽頭など）の形態異常や欠損で起こるもの

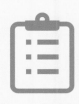

事例で学ぶ　脳梗塞の患者さんの食行動と食事援助を考えてみましょう

　Bさん（75歳、男性）は妻（74歳）と2人暮らし。大好きなグランドゴルフを楽しんでいる途中で右足に力が入らなくなり、そのまま倒れ込んで救急搬送された。頭部CTの結果、左中大脳動脈領域の脳梗塞と診断され入院となった。血栓溶解療法による治療を終え、回復期病棟に転棟した。Bさんは右上下肢に不全麻痺がみられ、車いすを使わなければ移動ができず、着替えや食事などの日常生活動作に介助が必要な状態である。右頬を触ったときに少し鈍い感覚があり表情もわずかに左右差があるものの、咀嚼、嚥下については麻痺の影響はみられない。自宅退院を希望しており、機能訓練のリハビリテーションが行われる予定である。明るく元気だったBさんは一人で歩けない現状や、利き手である右手がうまく動かせずに食事も自力で摂れないことで落ち込み、ふさぎ込んでいる。

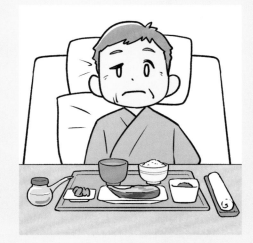

Q1　食べるという日常生活行動に支障をきたしているBさんの病態を下記の項目に沿って確認しましょう。

①中大脳動脈は脳のなかのどこにあるでしょうか。

②脳梗塞とはどういう状態でしょうか。

③Bさんは左中大脳動脈の梗塞なのに、右側に麻痺が出現したのはなぜでしょうか。

④Bさんは右頬の触覚の鈍さと表情の左右差がみられています。これらに関与している筋肉と脳神経は何でしょうか。
　　●筋肉〔　　　　　　　　　　　　〕　　●脳神経〔　　　　　　　　　　　　〕

⑤Bさんは長時間の座位保持はまだ安定しないため、ギャッジアップをしてベッド上で食事をしています。枕を調整し、頸部を軽度前屈位にする理由は何でしょうか。

Q2 右上下肢に不全麻痺がありふさぎ込んでいるBさんに対して、あなたは食事援助のときにどのような工夫ができますか。

ワーク解答

1) 食事をとってエネルギーが補給されると糖の消化・吸収が行われ、血糖値が上昇する。食事は終了という指令が視床下部の満腹中枢から出されることで私たちは満腹感を感じ、食行動を中止する。体はエネルギーを消費し続けるため、時間の経過とともに血糖値は低下する。その指令が視床下部の摂食中枢に伝わり、空腹という感覚から食欲が増し、食行動へとつながる。
2) A：空腹を感じる→食べ物を見る→食べ物の音やにおいを確認する→食べる判断をする、B：食べ物を口に運ぶ→食べるために口の準備をする→食べ物を口に入れて噛む→味わう→飲み込む、C：消化する→栄養を吸収する→栄養を代謝して蓄える
3) P.57図参照
4) ①口輪、顔面　②咬(または内側翼突、外側翼突)、三叉　③内舌、外舌、舌下　④舌咽、迷走　⑤反回　⑥咽頭収縮、舌咽、迷走
5) ①脳血管障害➡嚥下のタイミングの調整が難しくなったり、筋肉のバランスが悪くなることで、嚥下機能に異常が起こる。重症になると嚥下反射が起こらなくなる。
　　神経変性疾患(パーキンソン病)➡手足の震えや筋肉の硬直などが起こり、食べ物を口に運ぶのに支障が出る。また、嚥下反射や咳払いを起こす反射が低下することで誤嚥性肺炎になりやすい。
②頭頸部に発生したがんの術後や外傷、熱傷などの場合、食べ物を飲み込む際に問題が生じ、食物選択に制限が必要になることがある。しかし、病変が消失すれば嚥下障害も軽快、消失することがある。

事例解答

Q1①中大脳動脈は、ウィリス動脈輪の枝の1つ。内頸動脈から分岐し大脳半球や基底核に供血する、脳のなかで最も太い動脈である。支配領域は側頭葉、前頭葉、頭頂葉と、脳の前方のほぼ2/3を占めている。
②脳梗塞とは、脳血流が閉塞し血流が少なくなることで神経細胞へ酸素や栄養が行かなくなり、脳組織の機能が一過性あるいは永続的に低下し、さまざまな神経症状がみられる状態。
③運動の指令経路である錐体路が、脳幹の延髄で左右交差し、反対側の運動を指示しているため。つまり右脳からの運動指令は左半身を、左脳からの運動指令は右半身を司っている。Bさんは左中大脳動脈に梗塞が起こったため、右側に麻痺が出現した。
④頬筋、顔面神経
⑤頸部を前屈させることで咽頭から気管にかけて角度がつき誤嚥しにくいが、頸部が伸展・後屈していると咽頭と気管が直線となり、誤嚥しやすくなるため。

Q2(工夫の例) ●口腔ケアや嚥下体操を取り入れ、食欲が増すよう支援する。
●麻痺の状態に応じてクッション等を使用し、食事時の体位の調整を行う。
●利き手であり麻痺側である右手で食事を摂取する練習を行いつつ、左手での食事摂取についても選択肢として、Bさんと一緒に考えていく。
●Bさんの状態に応じた自助具(補助具)の使用を検討する。
●お膳のなかの食事の配置を工夫する。
●栄養士と相談し、可能な範囲でBさんの好きなメニュー(麺類、デザート等)を取り入れることで食欲を高める。
●自己摂取しやすいように主食をおにぎりに変更したり、肉や野菜を一口大の大きさにカットした状態で提供してもらうような食事形態の工夫を行う。

■脳動脈の走行

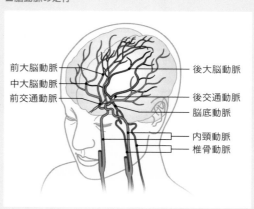

前大脳動脈
中大脳動脈
前交通動脈
後大脳動脈
後交通動脈
脳底動脈
内頸動脈
椎骨動脈

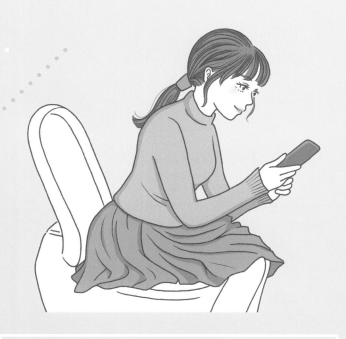

PART **3**

排泄する

| 執筆　今村　恵 |

　「排泄する」と聞いて真っ先に思い浮かぶのは、「便や尿をトイレで排泄する」ことではないでしょうか？　「便や尿をトイレで排泄する」ことは、人の生理的欲求の1つであり、日常生活のなかで毎日、当たり前のように行っている「営み」です。では、なぜ人は便や尿を排泄する必要があるのでしょうか？　そもそも便や尿はどこでどのようにつくられ、どのような行動を経て排泄されているのでしょうか？

　じつはみなさんが毎日当たり前のように行っている「便や尿を排泄する」という生活行動はとても優れた人体の構造と機能によって成り立っています。この章では「便や尿を排泄する」営みのすごさと重要性を学び、「排泄する」ことに支障をきたしている人への看護につなげていきましょう。

1 排泄すること

1 排泄とは：人はなぜ排泄物を体の外に出す必要があるの？

　人は生きるために酸素や水、食物を体に取り込み、消化・吸収・代謝を行うことでエネルギー（ATP）を得ています。これら一連の過程で生じるのが**食物残渣**や**代謝産物**、**老廃物**であり、これらを**排泄物**といいます。排泄物には、**便**や**尿**、汗や涙、**喀痰**、月経血、皮脂、排液、呼気に含まれる二酸化炭素などがありますが、一般的には便や尿を指します。

　これら排泄物は人体にとって不要な「ゴミ」です。ゴミが人体にたまると人体に有毒なガスを発生し脳に異常をきたしたり、人体の恒常性を維持できなくなったりと悪影響を及ぼし、最悪の場合、死にいたることもあります。そのため、人体はこれら不要なゴミをなるべく早く体の外に捨てる必要があり、このサブシステムを「**排泄**」といいます。

なぜ人は排泄するのだろう？

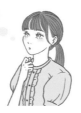

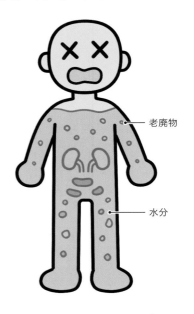

老廃物

水分

☕ **BREAK** │ 赤ちゃんがウンチやおしっこをするとお母さんが喜ぶのはなぜ？

- 赤ちゃんは自分の体調を言葉で伝えることはできません。そのため、お母さんは赤ちゃんの体調を知る手がかりとして、便や尿が出ているか、どんな性状かを観察し、異常がないかを確認しています。
- つまり、便や尿が出ることは体が正常に機能している証拠であり、健康のバロメーターとしてとても重要なのです。

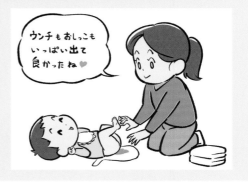

ウンチもおしっこもいっぱい出て良かったね♥

---

2 便や尿の排泄行動

　前述したように、人にとって便や尿を排泄することは**生命維持に不可欠**であり、**生理的欲求（ニーズ）**の1つです。また、日本文化において排泄行動は個室で行うきわめてプライベートかつ秘密の行動であり、個人が自立して行うことを前提としています。では、人が排泄の生理的欲求（ニーズ）を充足するために、どのような行動をとっているのか改めて考えてみましょう。

【排泄の生理的欲求（ニーズ）を充足するための排泄行動】

1 飲食物の食物残渣や老廃物から便や尿が生成され、便は直腸に、尿は膀胱にたまる。

2 便意や尿意を感じる（排泄の生理的欲求発生）。

3 排泄場所（トイレ）を探す。トイレで排泄するまでの間、尿意・便意をがまんする。

4 トイレまで移動する。

5 下着を下ろしトイレで排泄する。終わったら後始末（拭く、排泄物を流す）し、衣服を整える。

6 手を洗い、次の目的地まで移動する（排泄の生理的欲求充足）。

　人はこれらの排泄行動が滞りなく自立して行えたとき、「すっきりした」という爽快感と満足感が得られ、生理的欲求（ニーズ）の充足につながります。しかし、これらの排泄行動を行うには、さまざまな器官・器官系が正常に機能しなければ成立しません。排泄行動のどこかに障害がある場合は何らかの支援が必要となります。

排泄の生理的欲求（ニーズ）を充足するための排泄行動

いただきま〜す	トイレに行きたくなってきた	トイレはどこかな？	トイレがあった！	間に合って良かった	はぁ、すっきりした！元の場所へ戻ろう！

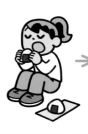 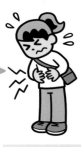 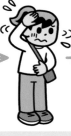 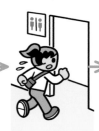 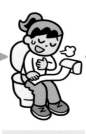 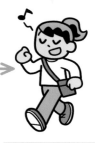

①飲食物の食物残渣や老廃物から尿や便が生成され、膀胱や直腸にたまる	②便意や尿意を感じる	③トイレを探す。その間、便意や尿意をがまんする	④トイレまで移動する	⑤下着を下ろしトイレで排泄する。終わったら後始末をし衣服を整える	⑥排泄後は手を洗い、次の目的地まで移動する

生理的欲求（ニーズ）充足に向けた排泄行動

排泄の生理的欲求発生！ ━━━━━▶ 排泄の生理的欲求充足

2 便や尿を排泄するために必要な人体の構造と機能

　私たちの体の中で便や尿がどのようにつくられ、どのような器官・器官系が正常に機能すれば排泄が行えるのでしょう。ちなみに、便を形成し排泄する器官は消化器、尿を生成し排泄する器官は腎・泌尿器のため、それぞれ分けて考えていきます。

1 便を排泄するために必要な人体の構造と機能

　人が摂取した飲食物は胃や小腸などで消化・吸収されます（詳細は「PART2　食べる」を参照）。小腸で栄養素が吸収された食物残渣が大腸に送られ便が形成されます。

　でも、よく考えてみると胃や小腸で消化された飲食物は咀嚼や蠕動運動などの機械（物理）的消化、消化酵素による化学的消化、腸内細菌による生物学的消化によって液状になっているはずです。それなのになぜ、排泄するときの便は固形になっているのでしょうか？　まずは便を形成する主役の臓器「大腸の構造と機能」について学んでいきましょう。

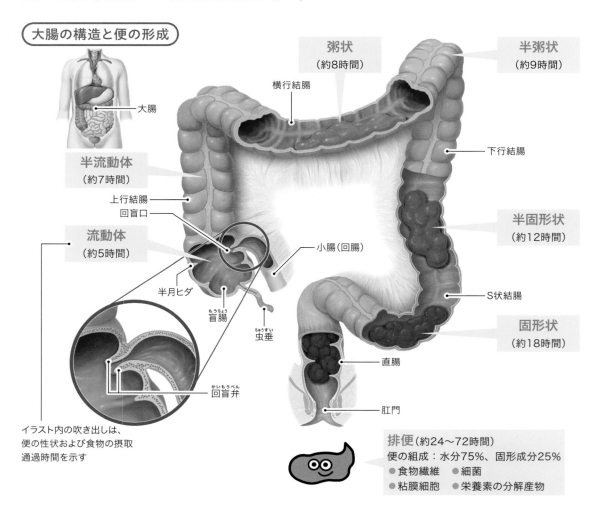

大腸の構造と便の形成

- 大腸
- 粥状（約8時間）
- 半粥状（約9時間）
- 横行結腸
- 下行結腸
- 半流動体（約7時間）
- 上行結腸
- 回盲口
- 半固形状（約12時間）
- 流動体（約5時間）
- 半月ヒダ
- 小腸（回腸）
- 盲腸（もうちょう）
- 虫垂（ちゅうすい）
- S状結腸
- 固形状（約18時間）
- 回盲弁（かいもうべん）
- 直腸
- 肛門

イラスト内の吹き出しは、便の性状および食物の摂取通過時間を示す

排便（約24〜72時間）
便の組成：水分75%、固形成分25%
● 食物繊維　● 細菌
● 粘膜細胞　● 栄養素の分解産物

大腸の構造と機能

□大腸は小腸よりも太く、短い（成人で長さ1.5〜1.7m）管腔臓器で、盲腸、結腸（上行結腸、横行結腸、下行結腸、S状結腸）、直腸からなる。

□大腸のうち、盲腸・上行結腸・下行結腸、直腸は後腹膜に固定されているため可動性は小さく体内で移動することはない。

□大腸のうち、横行結腸とS状結腸は腸間膜を有し、腹腔内に遊離しているため可動性が大きく自由に蠕動運動を行うことができる。

□腸間膜とは、後腹膜に固定されていない消化管を包み込み、後腹膜と連絡する二重の漿膜である。

□腸間膜は脂肪に富み、神経や血管、リンパ管、リンパ節を含んでいる。

□回腸と盲腸の境には上下2枚の回盲弁があり、腸内容物の運搬の制御や大腸内容物が小腸へ逆流するのを防いでいる。

□盲腸は回盲弁より下にある5〜6cmほどの袋状の部分で、盲腸のはたらきは明らかではないが腸内細菌によって食物繊維を発酵すると考えられている。

□盲腸の先端にはミミズのような6〜8cmほどの虫垂があり、免疫機能に関するはたらきがあると考えられている。

□大腸壁は筋層が発達しており、外縦走筋が3本の束になり結腸ヒモを形成している。

□結腸ヒモは平滑筋でできており、大腸の外壁を収縮させているため大腸の外側は特有のモコモコした構造（結腸膨起：ハウストラ）となっており、内側には半月ヒダを形成している。

□大腸の粘膜上皮は小腸と同じく単層円柱上皮だが、大腸には小腸にみられる輪状ヒダや絨毛がないため管腔面はほぼ平滑である。

□大腸の主な機能は回腸から送られてきた液状の腸内容物から水分や電解質を体内に吸収し、固形便を形成し排出することである。

✓ CHECK

●消化管腔内に流入する水分（飲食物としての水分が約2L、消化管からの分泌物が約7L）のうち、水や電解質の80〜90%（約6〜8L）は小腸で吸収され、大腸では10〜20%（約1〜2L）が吸収される。

□大腸の吸収能は高く、大腸の内容物の水分のうち約99%が吸収され、残りの1%（約100mL）の水分が便とともに排出される。

□大腸ではNa$^+$、Cl$^-$の再吸収と、K$^+$の分泌が行われている。

□大腸内には1,000種類以上、100兆個の細菌や微生物が存在しており、これらの腸内細菌（腸内細菌叢）は病原菌による感染を防ぐ防御機構や、生物学的消化（発酵と腐敗）を行う。

□腸内細菌のうち乳糖菌（ビフィズス菌）などによる生物学的消化を発酵といい、主にセルロース（不溶性食物繊維）を材料に短鎖脂肪酸をつくり、大腸粘膜から吸収される。

□短鎖脂肪酸とは酪酸や酢酸などの有機酸であり、腸内の病原菌の増殖や活動を抑制するなど免疫機能を有している。

□腸内細菌のうちウェルシュ菌や大腸菌などの微生物がタンパク質を材料に有害な変質を起こす生物学的消化を腐敗といい、腐敗を起こすと、アンモニアやインドール、フェノール、アミンなど毒性の物質やガスを発生する。

□ほかにも、腸内細菌は胆汁成分に含まれている直接ビリルビンを小腸でウロビリノゲンに、大腸でステルコビリンにする。ウロビリノゲンは尿の着色成分として排泄され、ステルコビリンは便の着色成分として排泄される（P.74図参照）。

□腸内細菌はビタミンKも産生しており、その産生量は人体にとって1日の必要量に足りる量である。

□腸内細菌の存在によって老化が促進したり、発がんすることもある。

ビリルビン代謝

赤血球

脾臓内

ヘモグロビン

間接ビリルビン

グルクロン酸抱合

直接ビリルビン

肝臓

ウロビリノゲンとして腎臓で尿中に排泄

血管から腸肝循環を経て

十二指腸へ

多くは小腸・大腸を経てステルコビリンとして便中に排泄

☕ BREAK **なぜ臭いおならと臭くないおならがあるの?**

- おならの約70%は口から飲み込まれた空気ですが、おならをしたとき、臭いときと臭くないときがありませんか? においの元となっているのは、腸内細菌による発酵・腐敗の結果生じるガスが原因と考えられています。
- 腸内細菌叢はビフィズス菌などの善玉菌が2割、ウェルシュ菌などの悪玉菌が2割、残り6割は日和見菌で構成されています。腸内環境は加齢や食べ物によって変化するといわれており、悪玉菌が優位となっている腸内環境の場合、おならは臭くなります。一方で、善玉菌が優位となっている腸内環境の場合、おならは臭くありません。赤ちゃんのおならが臭くないのは乳酸菌などの善玉菌が多いためと考えられています。そう考えると、おならの臭いも腸内環境を知り健康状態をアセスメントする手がかりになりますね。

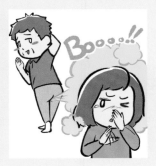

✎ ひとくち MEMO | 便が腸内にたまり続けると人の体はどうなるの?

　腸内にたまったままの便から発生する有毒ガスは、腸管から体内に吸収されやすい特徴があります。なかでもアンモニアは神経毒性があるため、通常であれば肝臓の尿素回路で尿素に変換されたり、グルタミン酸などが生成されたりします。しかし、肝硬変などによって肝臓でのアンモニア処理能力が低下していると、高アンモニア血症を呈します。

　高アンモニア血症になると、アンモニアが脳血液関門を容易に通過し脳機能障害が起こりま

す。そのほかにも便がたまり続けると、腹部膨満感につながり食欲が低下したり、苦痛が生じたり、活動意欲が低下したりと、日常生活に支障が生じます。そのため便は定期的に排出する必要があります。

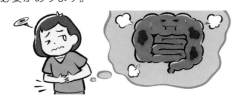

これらの基礎知識をもとに、どのような過程を経て人は便を形成し、排泄することで生理的欲求(ニーズ)を満たしているのか図「大腸の構造と便の形成」(P.72)を参考にしながら学んでいきましょう

郵便はがき

料金受取人払郵便

小石川局承認

7624

差出有効期間
2025年4月
20日まで

（このはがきは、
切手をはらずに
ご投函ください）

１１２-８７９０

065

（受取人）

東京都文京区

小石川二丁目三-二三

照林社　書籍編集部行

ılı|lı|lılı|lılılıılı|lı|l|ılıılı|lılılılılılılılı|lılılılı

□□□-□□□□	TEL　　　－　　　－	
	都道 府県	市区 郡

（フリガナ）	年齢
お名前	歳

あなたは　1.学生　2.看護師・准看護師　3.看護教員　4.その他（　　　　　）

学生の方　1.大学　2.短大　3.専門学校　4.高等学校　5.その他（　　　　　）
　　　　　1.レギュラーコース　2.進学コース　3.准看護師学校

臨床の方　病棟名（　　　）病棟　役職　1.師長　2.主任　3.その他（　　　　　）
1.大学病院　2.国公立病院　3.公的病院（日赤、済生会など）　4.民間病院（医療法人など）　5.その他（　　　　　）

看護教員の方　担当科目　1.総論　2.成人　3.小児　4.母性　5.その他（　　　　　）

その他の所属の方　1.保健所　2.健康管理室　3.老人施設　4.その他（　　　　　）

新刊やセミナー情報などメールマガジン配信を希望される方はE-mailアドレスをご記入ください。
E-mail
ご記入いただいた情報は厳重に管理し第三者に提供することはございません。

『看護につなぐ　人体の構造と機能』
愛読者アンケート
（200604）

★ご愛読ありがとうございました。今後の出版物の参考にさせていただきますので、アンケートにご協力ください。

●本書はどのようにして購入されましたか？
　1.書店で実物を見て　　　2.書店の配達で　　　3.インターネット書店で

●書店で本書を手にとっていただき購入された動機は何ですか？（いくつでも）
　1.タイトルを見て　　2.表紙に惹かれて　　3.目次を見て
　4.編集・執筆者を見て　　5.内容を立ち読みして
　6.イラスト・写真が多かったから　　7.新しい情報が入っていたから
　8.その他（　　　　　　　　　　　　　　　　　　　　　　　　　　　）

●本書を何でお知りになりましたか？（いくつでも）
　1.書店で実物を見て　　　2.書店店員に紹介されて
　3.病院・学校から紹介されて　　　4.友人・知人に紹介されて
　5.チラシを見て　　　6.「プチナース」の広告を見て
　7.SNSを見て　　　8.インターネットで調べて

●本書はあなたのお役に立ちましたか？
　1.役に立った　2.普通　3.期待はずれだった
　●その理由（良い点・悪い点について）

●本書をごらんになったご意見・ご感想をお聞かせください。
　1.やさしかった　2.難しかった　3.読みやすかった　4.読みにくかった
　5.内容は十分だった　6.物足りなかった　7.新鮮さを感じた
　8.従来の本と変わりなかった　9.レベルが高かった　10.レベルが低かった
　11.表紙は（よい・悪い）　12.定価は（高い・普通・安い）
　13.発売時期は（早い・よい・遅い）　14.その他（　　　　　　　　　　）

●あなたが専門基礎科目に関してほしいと思う内容・テーマを教えてください。

ありがとうございました。

①便を形成する

　小腸で栄養を吸収された腸内容物(液状)が大腸に送られ、大腸を通過する間に水分や電解質が吸収され便が形成されます。飲食物を摂取してから回腸末端に到達するのは約4〜5時間後です。

　前述したように回腸から盲腸、結腸に腸内容物を送る制御をしているのが回盲弁です。この回盲弁は胃に食物(食塊)が入ったときに起こる胃-回盲部反射によって、回盲部の蠕動運動が亢進することで回盲弁が開き、小腸にある腸内容物が送り出されます。

　盲腸〜結腸に送り出された腸内容物(液状)は、結腸の蠕動運動によって上行結腸、横行結腸、下行結腸、S状結腸へと移動します。移動している間に、結腸は水分や電解質を体内に再吸収し、腸内容物を固形にしていきます。

　ちなみに、腸内容物の通過時間と形状は上行結腸では約5〜7時間で流動体〜半流動体へ、横行結腸では約8〜9時間で粥状〜半粥状へ、下行結腸では約12時間で半固形状へ、S状結腸では約18時間で固形状となります。そして、S状結腸から直腸へ移動し

た固形状の便は約24〜72時間後に排泄されます。

　では、蠕動運動はどのように行われているのでしょうか？　蠕動運動とは消化管運動の1つで、食道・胃・小腸・結腸・直腸で行われます。蠕動運動は、消化管の口側の収縮と肛門側の弛緩が同時に起こることで、内容物が肛門側に送られます。

　結腸の蠕動運動も自律神経によってコントロールされています。そのため、結腸は自分の意思で動かそうと思っても動かせません。結腸をコントロールしている自律神経のうち、交感神経(Th_{11}〜L_2から出ている下腸間膜神経節を経たもの)は結腸の蠕動運動を抑制し、副交感神経(上行結腸・横行結腸の前2/3は延髄から出ている迷走神経、横行結腸の後1/3とそれ以降の結腸・直腸・肛門はS_2〜S_4から出る骨盤内臓神経)は結腸の蠕動運動を促進します。

　つまり、排泄する人が緊張や不安などストレス状態にある場合は交感神経が優位となるため蠕動運動は抑制され、リラックスした状態にある場合は副交感神経が優位となるため蠕動運動は促進されます。

消化管運動

蠕動運動

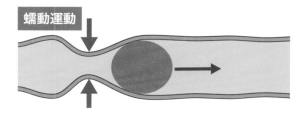

> 消化管の運動には3種類あります。これらの組み合わせで、食物は消化・吸収されやすくなり、消化管の中を進んでいきます

分節運動　大腸のなかでも近位結腸では消化管内容の混和のため分節運動が行われている

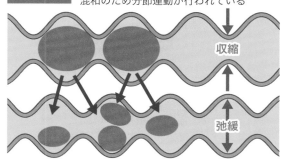

収縮

弛緩

振子運動

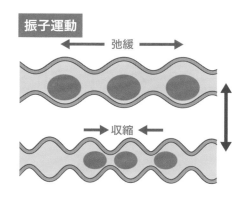

弛緩

収縮

②便意を感じる

　直腸は、骨盤内の仙骨前面にあり、尾骨の先端を超えたところで後下方に角度を変え肛門に達しています。直腸の前面には、男性では膀胱(ぼうこう)・前立腺(ぜんりつせん)・精囊(せいのう)があり、女性では膀胱・子宮・膣(ちつ)があります。

直腸周囲臓器の構造

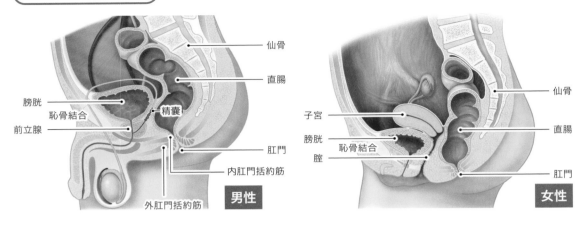

男性

- 仙骨
- 直腸
- 膀胱
- 恥骨結合
- 前立腺
- 精嚢
- 肛門
- 内肛門括約筋
- 外肛門括約筋

女性

- 仙骨
- 子宮
- 膀胱
- 腟
- 恥骨結合
- 直腸
- 肛門

便を肛門から排泄するには、便が直腸にたまる必要がありますが、形成された便は通常S状結腸にたまっていて直腸内は空の状態です。便をS状結腸から直腸内に一気に移動させる方法として**大蠕動**があります。この大蠕動は通常の蠕動運動の約200倍もある強い腸の動きで、胃に何も入っていない状態が8時間以上続いた後、胃に食事が入ったときに起こります。これを**胃-結腸（大腸）反射**といい、**朝食後1時間くらいに最も起こりやすく、1日1〜2回し**か起こりません。

大蠕動により直腸内にたまった便によって、直腸壁が伸展し**直腸内圧が上昇**します。直腸内圧が40〜50mmHgになると、内圧亢進の情報が求心性の副交感神経（骨盤内臓神経）を通して仙髄にある排便中枢に伝わり、直腸を収縮させ、**内肛門括約筋（不随意筋）が弛緩します（脊髄による排便反射）**。排便反射と同時にこの刺激が大脳にも伝えられ、便意を感じます。

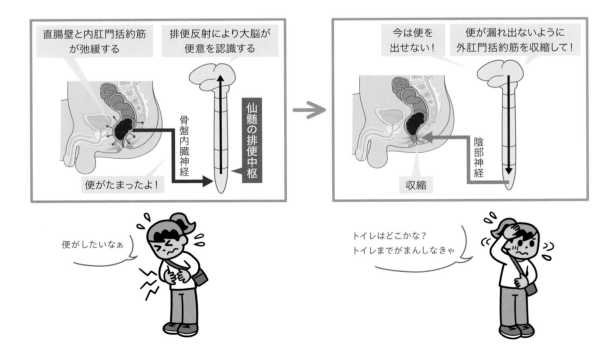

直腸壁と内肛門括約筋が弛緩する

排便反射により大脳が便意を認識する

仙髄の排便中枢

骨盤内臓神経

便がたまったよ！

便がしたいなぁ

今は便を出せない！

便が漏れ出ないように外肛門括約筋を収縮して！

陰部神経

収縮

トイレはどこかな？
トイレまでがまんしなきゃ

③便意をがまんし、排泄場所を探す

　排便反射が起こり、大脳で便意を感じても、その場にトイレがなければ排泄はできません。そのため、人は今、**便を排泄できるタイミング**なのかを大脳で判断します（例えば、満員電車で移動中であるため今は便ができる状況ではない、など）。

　便を排泄できるタイミング（もしくは排泄しないと漏らす危険性があるなど）を判断した後、トイレのある場所を視覚からの情報を得て探します。これ

らの排泄の準備が整うまでの間、便をがまんするよう大脳から体性神経（運動神経）である陰部神経を介して排便抑制指令が出されます。排便抑制指令を出された陰部神経は、随意筋である外肛門括約筋を意図的に**収縮**させ、便が漏れ出るのを防ぎます。

　この際、排泄するタイミングを逃し、便意をがまんし続けると便意は遠のき、直腸内にたまったままの便は**水分を吸収され硬くなります**。

④トイレまで移動する

　トイレまで移動するためには脳神経や運動器の器官系と、活動するための酸素やエネルギーが必要で

す（詳細は「PART1　動く」を参照）。

⑤トイレで衣服や下着を脱ぎ便器に座り、便を排泄する

　トイレに移動後は、衣服や下着を脱ぎ便器に座ります。これらの行動にも脳神経や運動器の器官系が必要です。

　排泄する準備が整ったら大脳から排便抑制を解くよう、陰部神経に指令が出されます。指令を受けた陰部神経は外肛門括約筋を弛緩させます。さらに、地に足をついて吸息位で軽く息を止め、横隔膜と腹筋群を収縮させ腹圧（努責）をかけ便を肛門から排出します。

　努責時の直腸内圧は約100〜200mmHgとなり、血圧も上昇します。さらに努責をかけるには多くのエネルギーが必要となるため酸素消費量が増大しますが、努責をかけている間は息を止めているため酸素の取り込みが行われません。そのため、努責後はSpO_2が一時的に低下します。また、便の排出に伴い、直腸内圧が低下することで血圧も低下し、これらの代償反応として心拍数・呼吸数が増加します。

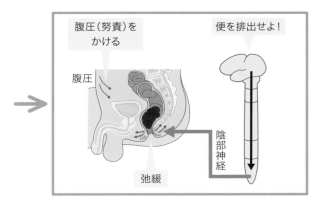

腹圧（努責）をかける
便を排出せよ！
腹圧
陰部神経
弛緩

間に合って良かった。あぁ、すっきりした

⑥排泄後は後始末し衣服を整え、トイレから出たら手を洗い移動する

　排泄後は肛門に付着した便を紙で拭き取り便とともに流します。衣服を整え、トイレから出たら手を洗い、次の目的地まで移動します。これらの行動も脳神経や各器官系がはたらきます。また、残便感がない場合、スッキリしたという満足感が得られます。

2 尿を排泄するために必要な人体の構造と機能

みなさんは、尿が何からつくられているのか知っていますか？　このように問われると「水？　アンモニア？　尿素??」と「？」が頭に浮かぶ人も少なくないのではないでしょうか？　この問いの答えは「尿は血液からできている」です。

このことを小学1年生の姪っ子に伝えたとき、

「じゃあ、何でおしっこは赤くないの？　大事な血液を何で体の外に捨てるの？」と問い返されました。私はこの疑問こそが「人はなぜ尿を排泄する必要があるのか」の理由につながると思っています。

まずは尿を生成する主役の臓器「腎臓の構造と機能」について学んでいきましょう。

腎臓の構造と機能

□ 腎臓は、暗赤色のソラマメに似た形の実質臓器で、脊柱の両側にある**左右1対**の臓器である。

□ 腎臓は背側の後腹膜腔に位置し、高さは第12胸椎から第3腰椎（腰より少し上のあたり）にある。

□ 右腎は、肝臓の直下にあるため左腎よりも約2～3cm低い位置にある。

□ 腎臓の大きさは、**成人の握りこぶしくらいの大きさ**（長さ約10cm、幅約5cm、厚さ約4cm、重さ約130g）である。

□ 腎臓の表面は線維性の被膜でおおわれていて、腎臓の上部には**左右1対**の副腎が付着している。

□ **腎門部**には、**腎動脈、腎静脈、尿管、神経、リンパ管**が出入りしている。

□ 腎動脈は腹大動脈から分岐しており、心拍出量の**約20～25%**の血液が流入している。これを**腎血流量**という。

右腎のほうが左腎よりも低い位置にあるのは、肝臓が右側にあるからなんだ

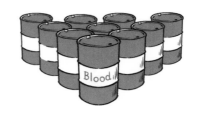

腎臓の位置：側面から

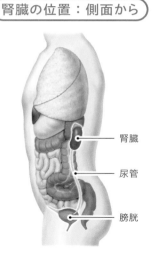

- 腎臓
- 尿管
- 膀胱

腎臓の位置：背面から

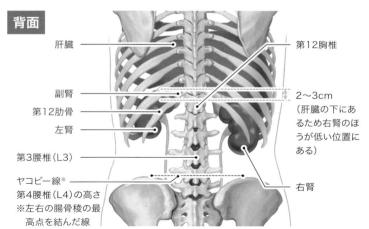

背面

- 肝臓
- 第12胸椎
- 副腎
- 2～3cm（肝臓の下にあるため右腎のほうが低い位置にある）
- 第12肋骨
- 左腎
- 第3腰椎（L3）
- 右腎
- ヤコビー線※
- 第4腰椎（L4）の高さ
- ※左右の腸骨稜の最高点を結んだ線

腎泌尿器の全体像

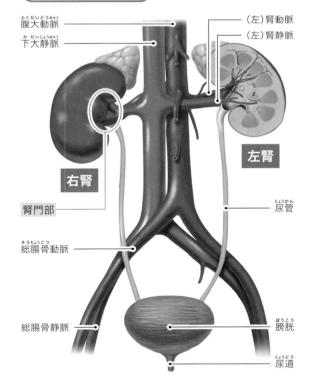

- 腹大動脈（ふくだいどうみゃく）
- 下大静脈（かだいじょうみゃく）
- （左）腎動脈
- （左）腎静脈
- 右腎
- 左腎
- 腎門部
- 尿管（にょうかん）
- 総腸骨動脈（そうちょうこつ）
- 総腸骨静脈
- 膀胱（ぼうこう）
- 尿道（にょうどう）

腎臓の構造

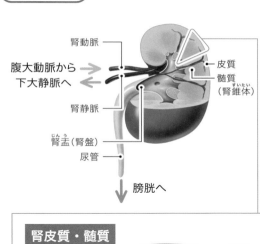

- 腎動脈
- 皮質
- 髄質
- 髄質（腎錐体）（ずいたい）
- 腹大動脈から下大静脈へ
- 腎静脈
- 腎盂（腎盤）（じんう）
- 尿管
- 膀胱へ

腎皮質・髄質

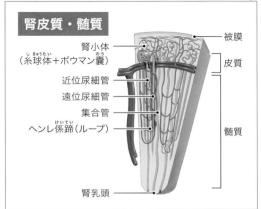

- 被膜
- 腎小体（糸球体＋ボウマン嚢）（しきゅうたい）（のう）
- 皮質
- 近位尿細管
- 遠位尿細管
- 集合管
- ヘンレ係蹄（ループ）（けいてい）
- 髄質
- 腎乳頭

ネフロンの構造

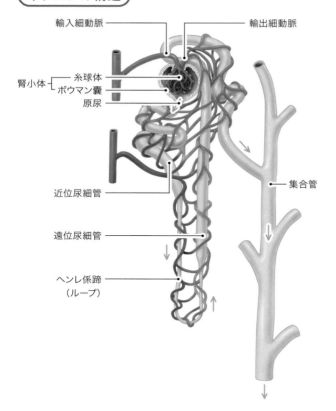

輸入細動脈
輸出細動脈
腎小体 — 糸球体
ボウマン嚢
原尿
近位尿細管
遠位尿細管
ヘンレ係蹄
（ループ）
集合管

□ 腎臓の断面では表層に腎皮質、深層に腎髄質が区別でき、皮質には腎小体（糸球体＋ボウマン嚢）と迂曲した尿細管がある。

□ 髄質には直走する尿細管と集合管が腎錐体を形成している。

□ 腎錐体は１つの腎臓に10数個あり、生成された尿は腎錐体の先端の腎乳頭より腎杯に排出され、腎盂に集められ、腎盂に集められた尿は尿管を通って膀胱にたまる。

□ 腎臓の機能は、①体に不要な物質の排泄、②細胞外液の量や浸透圧の調節、③水・電解質代謝の平衡維持、④酸・塩基平衡の調節、⑤内分泌器官としての機能がある。

□ 体に不要な物質とは、タンパク質の代謝産物である尿素窒素や、クレアチニンなどの筋肉の代謝産物、核酸の代謝産物である尿酸、余分な薬剤などである。

□ 人は、腎臓で細胞外液の量や浸透圧の調節、水・電解質代謝の平衡維持、酸・塩基平衡の調節が行われることで、体の恒常性を維持している。

✏️ ひとくちMEMO ｜ 尿が排泄できなくなったら人の体はどうなるの？

　腎機能が低下し、尿が排泄できなくなるとアンモニアなど体にとって不要な有害物質や余分な水分、酸、カリウムなどが体内にたまってしまいます。

　例えば、酸が体内にたまるとアシドーシスになり細胞機能障害を起こしたり、高カリウム血症になると心室細動を引き起こしたりし、最悪の場合、心停止にいたります。

　さらに余分な水分の貯留は肺水腫を起こしたり、心負荷を与えたりし、呼吸・循環障害を引き起こします。また、体内に有害物質がたまると尿毒症を引き起こし、最悪の場合、死にいたります。

　このことからもわかるように、腎臓が尿を生成できないと生命に重大な危機をもたらすことになるのです。また、尿の排出障害は逆行性に腎機能を悪化させる場合もあります。さらに排

泄障害に伴う身体的・精神的苦痛、自尊感情の低下などが日常生活に支障をきたし、生活の質の低下を招くことにもつながります。

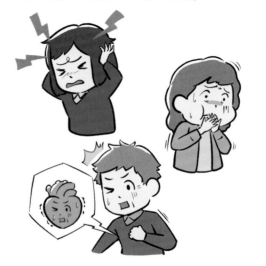

①尿を生成する

ネフロンのおおまかなはたらき

尿を排泄することの重要性を学んだところで、次はどのようにして尿がつくられているのかを学んでいきましょう。

腎臓の断面の腎皮質・髄質をクローズアップしてみてみると、わらびのような、猫じゃらしのような形をしたものが多数見えると思います。これこそが尿を生成するために欠かすことのできない**ネフロン**です。

ネフロンとは、1つの**腎小体**（糸球体＋ボウマン嚢）と1本の**尿細管**（近位尿細管・ヘンレループ・遠位尿細管）で構成される**腎臓の機能的単位**で、片方の腎臓に約100万個、両方で約200万個あります。1つひとつのネフロンは、ほかのネフロンの力を借りることなく**独立して機能**しています。そして、この200万個のネフロンが常に機能しているわけではなく、**予備力を残した状態**で尿をつくっています。もし、腎臓摘出などで1つの腎臓を失ったとしても、それまで休んでいたネフロンが機能し出し、今までと変わりない程度の腎機能は維持できるほどです。

ネフロンにおける尿の生成の過程は、私たちの地球上で行われている「ゴミ回収」の流れとよく似ています。地球上で生じた「ゴミ」は、ゴミ収集車が回収し、清掃工場まで運びます。そして、ゴミは分別され、資源はリサイクルし、不要なゴミは焼却などを行い処分します。ネフロンも同じように、体内の老廃物などを含んだ**血液**（ゴミ回収でたとえるならゴミ収集車）が**糸球体**（ゴミ回収でたとえるなら清掃工場）に流れてきて、糸球体で血液を**ろ過**します（ゴミ回収でたとえるなら分別）。

そして、尿細管を通る間に体に必要な水分や栄養などを**再吸収**（ゴミ回収でたとえるなら資源としてのリサイクル）します。また、不必要な物質は尿細管の中に**分泌**し、尿として体の外へ排泄します（ゴミ回収でたとえるなら焼却）。

☑ CHECK

- 集合管は発生学的起源がネフロンと異なるため、ネフロンには含まれない。

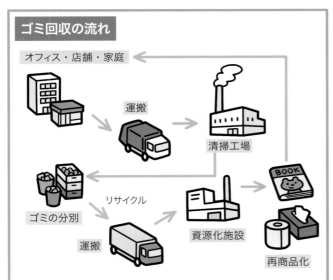

ゴミ回収の流れ

オフィス・店舗・家庭 → 運搬 → 清掃工場 → ゴミの分別 → リサイクル → 資源化施設 → 再商品化

運搬

BOOK

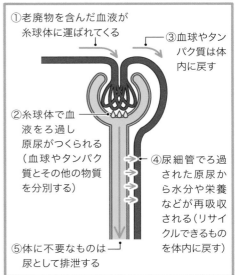

①老廃物を含んだ血液が糸球体に運ばれてくる

③血球やタンパク質は体内に戻す

②糸球体で血液をろ過し原尿がつくられる（血球やタンパク質とその他の物質を分別する）

④尿細管でろ過された原尿から水分や栄養などが再吸収される（リサイクルできるものを体内に戻す）

⑤体に不要なものは尿として排泄する

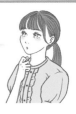

ネフロンでもゴミ回収と同じようなことが行われているなんてびっくりだわ！

糸球体のろ過機能

大まかなネフロンのはたらきが理解できたところで、ネフロンについてもう少し詳しく学んでいきましょう。

まず、糸球体に血液を運ぶためにどのような血管（道順）を通ってきているのでしょう？

心臓の左心室から駆出された血液は、**上行大動脈➡胸大動脈➡腹大動脈➡腎動脈**へと流れます。腎動脈から入った血液は、**葉間動脈➡弓状動脈➡小葉間動脈➡輸入細動脈**となって糸球体に流れ込みます。

糸球体は輸入細動脈の延長である**毛細血管**が糸球状になった毛細血管網で、糸球体に流れ込んだ血液をろ過します。そして、ろ過された物質はボウマン嚢へ、ろ過されなかった物質は**輸出細動脈**へ送られます。

さらに、糸球体から出た輸出細動脈は毛細血管となり尿細管周囲を取り巻きながら尿細管から再吸収

された物質の運搬を行い、**小葉間静脈➡弓状静脈➡葉間静脈➡腎静脈➡下大静脈**へと流れていきます。このようにネフロンでは、糸球体・尿細管周囲と毛細血管を2回通過することが特徴です。

では、糸球体に流れ込んだ血液のうち、何がろ過され、何がろ過されないのでしょうか？

血液の組成をみてみると血漿のなかに水や栄養、電解質や老廃物など腎臓が調整しているターゲットが含まれていることに気づくと思います。そのため、糸球体では**血漿成分をろ過しボウマン嚢へ原尿**として押し出します。一方で、細胞成分（赤血球、白血球、血小板）はろ過せず輸出細動脈へ送り体循環に戻します。また、血漿成分に含まれているフィブリノゲン、アルブミン、グロブリンも糸球体ではろ過されず細胞成分同様、輸出細動脈へ送られ体循環に戻ります。

血液と尿の流れ

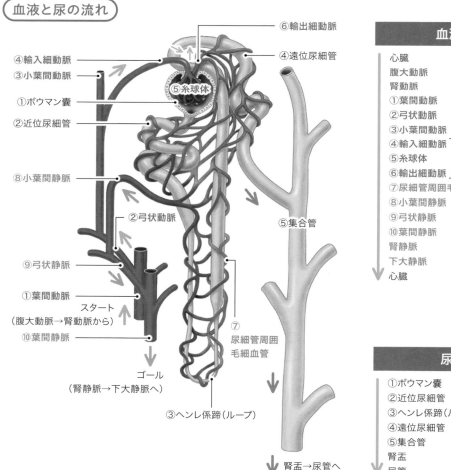

④輸入細動脈
③小葉間動脈
①ボウマン嚢
②近位尿細管
⑧小葉間静脈
②弓状動脈
⑨弓状静脈
①葉間動脈
スタート
（腹大動脈→腎動脈から）
⑩葉間静脈
ゴール
（腎静脈→下大静脈へ）
③ヘンレ係蹄（ループ）
⑥輸出細動脈
④遠位尿細管
⑤糸球体
⑤集合管
⑦尿細管周囲毛細血管
腎盂→尿管へ

血液の流れ

心臓
腹大動脈
腎動脈
①葉間動脈
②弓状動脈
③小葉間動脈
④輸入細動脈 ┐
⑤糸球体　　 ├─ 毛細血管その1
⑥輸出細動脈 ┘
⑦尿細管周囲毛細血管 ┤毛細血管その2
⑧小葉間静脈
⑨弓状静脈
⑩葉間静脈
腎静脈
下大静脈
心臓

尿の流れ

①ボウマン嚢
②近位尿細管
③ヘンレ係蹄（ループ）
④遠位尿細管
⑤集合管
腎盂
尿管

瀧澤敬美：おもしろくなる解剖生理. プチナース2022年5月臨時増刊号；31(6)：70. より引用

なぜ、糸球体ではこのようなろ過が行えるのでしょうか？　それは、糸球体の毛細血管壁が血管内皮細胞、糸球体基底膜、糸球体上皮細胞の足突起の3層構造でつくられていて（これを糸球体係蹄壁という）、糸球体のろ過膜として機能しているからです。

この糸球体係蹄壁をたとえるなら「ざる」です。したがって、糸球体では、赤血球やグロブリンといった高分子の物質は糸球体係蹄壁（ざるの目）を通ることができないため、ろ過されません。

また、糸球体係蹄壁の基底膜はマイナスに荷電しているため、アルブミンのようなマイナス荷電物質は電気的反発によりろ過されにくいと考えられています。このように糸球体のざるの目が正常に機能すれば通常、尿に赤血球が混じることはないため尿は赤くないのです。ちなみに、尿の着色成分はビリルビン代謝によって生じたウロビリノゲンです。

さらに糸球体は腎動脈が分岐した細動脈なので他の毛細血管と比べると血圧が高く、これがろ過する圧力となっています。このように糸球体には常に高い圧力がかかっているためきわめて壊れやすく、一度壊れると再生しません。そのため、健康な人であっても加齢とともに糸球体の数は減少していく傾向にあります。

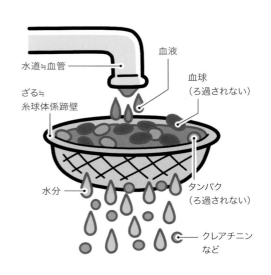

図中のラベル：
- 水道≒血管
- 血液
- 血球（ろ過されない）
- ざる≒糸球体係蹄壁
- 水分
- タンパク（ろ過されない）
- クレアチニンなど

PART
3
排泄する

> **☑ CHECK**
> ● 糸球体の血圧（押し出す力）は約70mmHgで、これに対しボウマン嚢の静水圧が約20mmHg、膠質浸透圧が約25mmHgであり、この和が押し返す力となる。よって、ろ過圧力は約25mmHgとなる。

尿細管での再吸収と分泌

糸球体からボウマン嚢にろ過された血漿を原尿といい、1日約150〜160L生成されます。この原尿が尿細管を通る間に体に必要なものを選択します。最終的には原尿のうち約99％を血中に再吸収し、残り1％（約1.5L/日）を尿として排泄します。

近位尿細管ではブドウ糖、アミノ酸・ビタミンなどは100％、水、ナトリウムイオン、カリウムイオン、カルシウムイオン、リン酸イオン、重炭酸イオンは約80％再吸収されます。一方、尿酸やアンモニア、馬尿酸、水素イオンなどは尿中に分泌されます。このことからわかるように、近位尿細管で体にとって重要な物質の大部分が再吸収されていることになります。この近位尿細管での再吸収は、常にほぼ一定で、調節することができず、体の生理的状態に左右されることはありません。

ヘンレ係蹄以降の尿細管では、主に尿の濃縮が行われます。ヘンレ係蹄の下行脚では髄質の間質液中に再吸収されたナトリウムイオンや尿素の蓄積により浸透圧が生じ水が再吸収され、尿素は拡散によって尿中に分泌されます。また上行脚ではナトリウムイオン、クロールイオンが再吸収されます。

遠位尿細管と集合管では、さまざまなホルモンの作用により尿の組成が調整されます。特に集合管に作用するバソプレシン（抗利尿ホルモン）は水の再吸収を行い、最終的な尿の濃度を調節しています。また、アルドステロンの作用によってナトリウムイオンを再吸収し、交換としてカリウムイオンが分泌されます。

ネフロンで生成された尿は腎盂に集められ、腎盂の蠕動運動によって尿管へと送られます。

次は、尿を運び尿をためる主役の臓器「尿管と膀胱の構造と機能」、尿を排出する主役の臓器「尿道」について学びましょう。

尿細管での再吸収と分泌

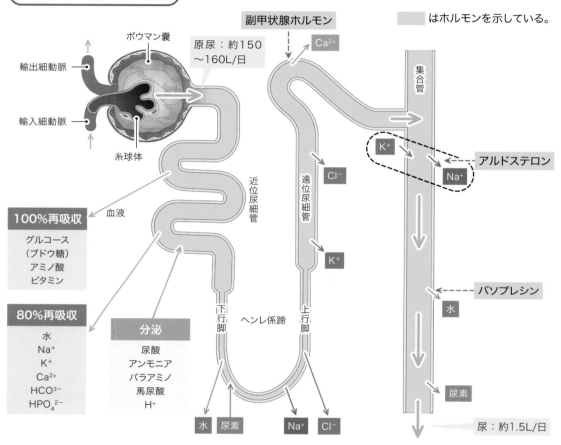

坂井建雄, 岡田隆夫：系統看護学講座　専門基礎分野　人体の構造と機能[1]　解剖生理学　第1版. 医学書院, 2022：218. 図5-7を参考に作成

尿管と膀胱の構造と機能

□尿管は約30cm、直径は4〜7mmの腎盂と膀胱をつなぐ管で左右1対である。

□尿管壁は粘膜、筋層、外膜の3層で、粘膜は移行上皮からなる。また、筋層は平滑筋からなり、蠕動運動により尿を膀胱に運ぶ。

□膀胱は、尿を蓄える袋状の腹膜外臓器で、骨盤腔内で恥骨結合のすぐ後ろにある。

□男性では膀胱のすぐ後ろに直腸が、女性では子宮と腟が接している。

□膀胱壁は粘膜、筋層、外膜の3層からなり、膀胱の粘膜は移行上皮でおおわれているため伸縮性があり、膀胱にたまる尿量に応じて表面積を広げたり、縮めたりすることができる。

□膀胱壁の筋層と内尿道括約筋は平滑筋からなり自律神経の交感神経と副交感神経の二重支配を受けてコントロールされている。

□交感神経は腰髄L_1〜L_3から出る下腹神経で、副交感神経は仙髄S_2〜S_4から出る骨盤内臓神経である。

□尿管は膀胱壁を斜めに貫き尿を送り込
んでいる。この貫いてできた膀胱の穴
を尿管口という。
□尿管口は膀胱に尿がたまると膀胱から
押されてふさがり、尿が尿管へ逆流す
るのを防いでいる。
□左右の尿管口と内尿道口を頂点とする
三角形を膀胱三角といい、ここだけは
表面が常に平滑となっているため伸縮
性がない。

膀胱の構造

膀胱内部には多数のヒダがあり、伸縮性に富んでいて、尿量により容積が変化する

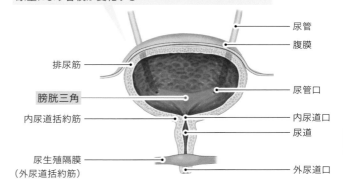

尿管
腹膜
排尿筋
膀胱三角
尿管口
内尿道括約筋
内尿道口
尿道
尿生殖隔膜
（外尿道括約筋）
外尿道口

尿道の機能と構造

□男性の尿道は長さ約16〜18cmと長く、横から
みるとS状に屈曲している。
□男性の尿道は内尿道口から前立腺内を走行し、骨
盤底筋群（尿生殖隔膜）を貫通し、陰茎を経て亀頭
の先端で外尿道口へと開口している。
□男性の尿道は尿を排出する尿路であるとともに、
精子を射精するための精路も兼ねている。
□女性の尿道は長さ約3〜4cmと短く、横からみ
ると I 状の直線である。
□女性の尿道は内尿道口から腟の前壁に沿って下り
て骨盤底筋群（尿生殖隔膜）を貫通し、外尿道口へ
と開口している。
□骨盤底筋群のうち、尿生殖隔膜に含まれている外

尿道括約筋は骨格筋（随意筋）で、体性神経の陰部
神経によってコントロールされている。
□外尿道括約筋は意識下でコントロールできるた
め、尿をがまんしたいときは自分で収縮させ尿が
漏れないようにし、尿を排出したいときは自分で
弛緩させることができる。

☑ CHECK

● 尿生殖隔膜とは、骨盤内の臓器を支える骨盤底筋
群のうち、前方にある筋肉である。尿生殖隔膜に
は外尿道括約筋、深会陰横筋、尿道腟括約筋、尿
道圧迫筋が含まれる。

尿道の男女の違い

● 尿道は膀胱から外尿道口にいたる尿を排出する管で、男女で構造が異なる。

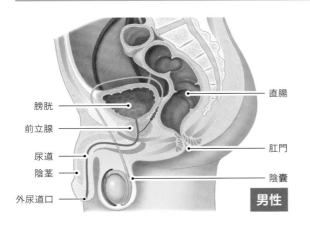

膀胱
前立腺
尿道
陰茎
外尿道口
直腸
肛門
陰嚢
男性

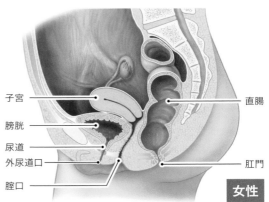

子宮
膀胱
尿道
外尿道口
腟口
直腸
肛門
女性

外尿道括約筋が含まれている骨盤底筋群を貫通している臓器は、男性では尿道、直腸の2つですが、女性は尿道、腟、直腸の3つあります。また、女性は出産時の経腟分娩によって骨盤底筋群が弛緩しやすく尿漏れの原因となりやすいという特徴があります。一方で、男性の尿道は長く彎曲していることや、前立腺や海綿体など尿路を圧迫する臓器があるため排尿困難が生じやすいという特徴があります。

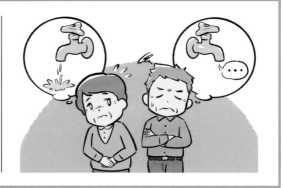

尿管、膀胱、尿道の構造と機能の知識を踏まえて、どのようにして尿を運び、ためて、排尿しているのかを学んでいきましょう

②尿を運び、尿が膀胱にたまる

前述したように、腎臓で生成された尿は尿管の蠕動運動によって膀胱に運ばれ膀胱にたまります（蓄尿）。人は通常、排尿すると膀胱内は空になりますが、腎臓では常に尿が生成されているため一定の時間が経てば尿はたまります。膀胱の容量は個人差がありますが通常約300〜500mL、最大約800mLといわれています。

③初期尿意を感じる

膀胱に150〜300mLの尿がたまると膀胱壁が伸展し、その刺激が副交感神経である骨盤内臓神経を介して仙髄の排尿中枢（S_2〜S_4）に伝わり、仙髄から上行性に大脳に伝達されることで「初期尿意」を知覚します。

それと同時に、脊髄反射性に交感神経である下腹神経に伝わり排尿筋（膀胱壁）を弛緩し、内尿道括約筋を収縮させます（蓄尿反射）。この蓄尿反射が起こることにより、膀胱内圧の急激な上昇と尿の流出を防ぐことができ、尿をさらに蓄尿していきます。また、大脳が初期尿意を知覚してもその人が「今は尿をするタイミングではない」「まだ尿をがまんできる」と判断すると、大脳から下行性に体性神経である陰部神経に指令を出し、随意的に外尿道括約筋を収縮させ排尿を抑制します。

④最大尿意を感じ、排尿の準備をする

さらなる蓄尿を継続した結果、膀胱内の尿が300〜500mLに達すると膀胱内圧が急激に上昇します。膀胱内圧上昇の刺激が再度、骨盤内臓神経を介して仙髄の排尿中枢に伝えられると、その刺激を上行性に大脳に伝えます。このとき、大脳は「最大尿意」を知覚し、これ以上のがまんはできないことを認識しトイレに行こうと判断します。トイレでの排尿の準備が整うまでは蓄尿時と同様の神経がはたらき、尿が漏れないようにがまんします。

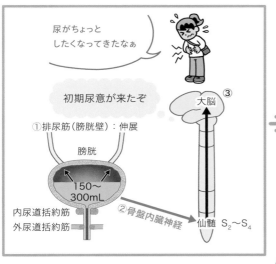

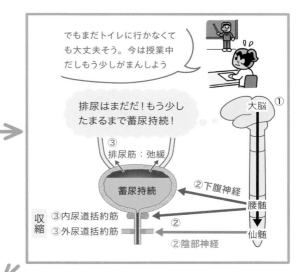

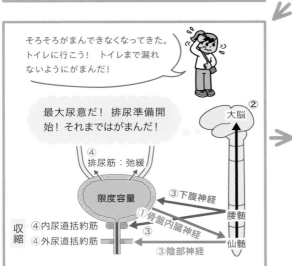

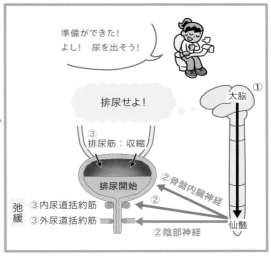

—— 交感神経
—— 副交感神経
—— 体性神経

⑤排泄の準備が整ったら腹圧をかけ、排尿する

　トイレまで移動し、衣服を脱ぎ排尿の準備が整ったら（移動動作は「PART1　動く」を参照）、大脳が下行性に排尿中枢へ排尿開始の指令を出します。指令を受けた排尿中枢は骨盤内臓神経を介して排尿筋を収縮させ、内尿道括約筋を弛緩させます。

　さらに大脳は体性神経である陰部神経にも排尿命令を出し、指令を受けた陰部神経は随意的に**外尿道括約筋を弛緩**させ尿道口を開き、尿を一気に排出します。

　尿を一気に排尿するため腹圧をかけますが、排便時ほどの腹圧（努責）は必要ではありません。また、排尿時、尿は通常20〜25mL/秒の勢いで流出します。

⑥排尿が終わったら後始末をして、次の目的地まで移動する

　排尿後は尿道口を拭き、衣服を整え、手を洗い、次の目的地まで移動します（詳細は「PART1　動く」を参照）。残尿感がなく、これらの過程が滞りなく行えると人はスッキリした感覚がもて、排尿への生理的ニーズが満たされます。

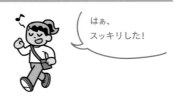

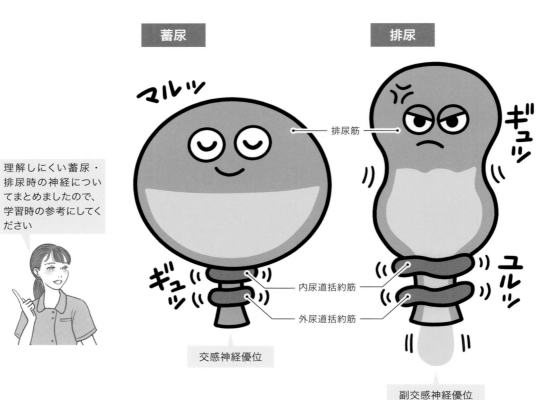

理解しにくい蓄尿・排尿時の神経についてまとめましたので、学習時の参考にしてください

蓄尿

排尿

マルッ

ギュッ

ギュッ

ギュッ

ユルッ

排尿筋

内尿道括約筋

外尿道括約筋

交感神経優位

副交感神経優位

蓄尿・排尿にかかわる神経まとめ

	交感神経 (下腹神経)	副交感神経 (骨盤内臓神経)	体性神経 (陰部神経)
排尿筋	**弛緩**（蓄尿時）	**収縮**（排尿時）	−
内尿道括約筋	**収縮**（蓄尿時）	**弛緩**（排尿時）	−
外尿道括約筋（蓄尿時）	−	−	**収縮**
外尿道括約筋（排尿時）	−	−	**弛緩**

3

排泄行動に支障をきたす病態

自分で排泄行動がとれないというのはどのような病態でしょうか。

便の形成、排泄機能に障害がある病態

小腸・大腸、肛門の疾患	脊髄・脊椎の疾患
●小腸や大腸、肛門などの炎症や機能低下、摘出、閉塞などにより便を形成、便を排出することができない場合 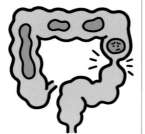	●脊髄損傷、脊椎の骨折・狭窄などにより神経障害が起こり、排便中枢への情報伝達が障害されている場合 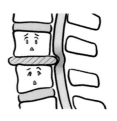

尿の形成、排泄行動に障害がある病態

腎臓・尿管、膀胱、尿道の疾患	脊髄・脊椎の疾患
●腎臓や尿管、膀胱、尿道の炎症や機能低下、摘出、閉塞などにより尿を生成、蓄尿、排出することができない場合 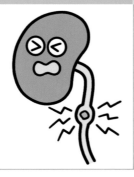	●脊髄損傷、脊椎の骨折・狭窄などにより神経障害が起こり、排尿中枢への情報伝達が障害されている場合 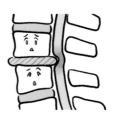

移動あるいは排泄動作を遂行するのが困難な病態

運動器の障害	
体幹・下肢の障害	上肢の障害
●麻痺や骨折などによりトイレまで移動ができない ●排泄を行う姿勢が保持できない、地に足をついて腹圧がかけられない	●下着を下ろすなど衣服の着脱ができない ●トイレットペーパーで肛門や尿道を拭けない、手を洗えない
感覚器の障害（視覚障害）	認知機能の障害
●トイレが探せない、トイレまで移動できない	●場所がわからない、便意・尿意を感じてもトイレに行く行動にいたらない、衣服の着脱や後始末ができない、排泄物を認識できないなど

全身の衰弱や呼吸・循環の障害で活動耐性が低下する病態

消耗性の疾患	呼吸・循環の疾患	血液の疾患	栄養障害の疾患
●がん末期、肝不全、長期にわたる発熱など	●心不全、呼吸不全など	●貧血など	●胃炎や膵炎、クローン病、虚血性大腸炎、腸閉塞など消化管での消化・吸収に障害が生じている場合

その他

●手術や処置等の治療により医師から制限の指示があるとき ●痛みなどの症状により排泄行動に支障があるとき	●精神疾患などにより排泄行動に抵抗を示す場合 ●抗コリン薬、麻薬など治療薬による副作用が生じている場合

資料 看護技術数値一覧

清潔ケアの種類と湯の温度

種類	湯の温度	備考
清拭	50〜55℃	●清拭で皮膚に直接当たるタオルの温度は40〜45℃がよい ●入浴は、シャワー浴や清拭に比べると酸素消費量が増大し疲労度が増す ●国・地域・習慣・健康レベルにより湯の温度や所要時間を調整する ●室温は22〜24℃がよい
入浴	38〜40℃	
シャワー浴	38〜41℃	
洗髪	38〜40℃	
足浴	38〜41℃	
手浴	38〜41℃	
陰部洗浄	38〜40℃	

排泄ケアの種類と数値など

種類		数値など
導尿	男性	●尿道の長さ：16〜18cm ●カテーテル挿入の長さ：18〜20cm
	女性	●尿道の長さ：3〜4cm ●カテーテル挿入の長さ：4〜6cm ※過去に看護師国家試験では、第98回では4〜6cm、第102回では5〜7cmで出題されている
浣腸	グリセリン浣腸	●体位：左側臥位 ●浣腸液の温度：40℃ ●挿入の長さ：肛門から5cm

4 看護につなぐための知識

1 尿と便の性状から対象の健康状態を把握できることを知る

前述したように、尿や便は体内の状態を反映する健康のバロメーターです。対象の尿や便を観察し健康状態をアセスメントするためには、一般的な基準を知っておく必要があります。以下の一般的な基準を覚えて対象の排泄物と比較しましょう。

尿の一般的な基準

項目	基準値の範囲	項目	基準値の範囲
1日量	1,000〜1,500mL	尿糖	定性：陰性（−） 弱陽性（±）
1日の回数	4〜6回	尿タンパク	定性：陰性（−） 弱陽性（±）
色調	透明 淡黄色〜淡黄褐色	尿潜血	陰性（−） 弱陽性（±）
比重	1.010〜1.025	尿ケトン体	陰性（−）
におい	無臭（排尿直後） アンモニア臭（時間経過）	ビリルビン	陰性（−）
pH	6.0前後	ウロビリノゲン	弱陽性（±）

任和子 著者代表：系統看護学講座 基礎看護学［3］基礎看護技術Ⅱ. 医学書院, 東京, 2021：69. と池西静江 他 編：看護学生スタディガイド 2024. 照林社, 東京, 2023：758 を参考に作成

便の一般的な基準

項目	基準値の範囲
1日量	100〜250g
1日の回数	1〜2回
形状	有形軟便
色調	黄褐色
におい	スカトール・インドールによるにおい
便潜血	陰性（−）

任和子 著者代表：系統看護学講座 基礎看護学［3］基礎看護技術Ⅱ. 医学書院, 東京, 2021：70. と池西静江 他 編：看護学生スタディガイド 2024. 照林社, 東京, 2023：316を参考に作成

ブリストル便性状スケール

タイプ		便の硬さ	
1	便秘	コロコロ便 硬くコロコロした便（兎糞便）（とふんべん）	
2		硬い便 短く固まった硬い便	
3	正常	やや硬い便 水分が少なく表面がひび割れている便	
4		ふつう便 表面がなめらかでやわらかい便	
5		やや軟らかい便 水分が多く、やわらかい便	
6	下痢	泥状便 形のない泥のような便	
7		水様便 固まりのない水のような便	

臨床では、便の性状を測定するツールとしてブリストル便性状スケールが用いられています。対象が排泄した便を観察し、1〜2は便秘傾向、3〜5はふつう便、6〜7は下痢傾向と判断し、排便への援助を行っていきます。

なお、尿や便の量・回数、性状は発汗や不感蒸泄、飲食物の摂取量、排泄習慣、基礎疾患や治療による薬剤などに影響されます。排泄物の性状だけではなく、排泄に関する対象の主訴を大事にし、身体的・心理的・社会的側面から対象の健康状態をアセスメントしていきましょう。

② 直腸内と膀胱内の環境の違いによる感染対策を知る

消化管は口から肛門まで1本の管ですが、常に外界と接触しています。また、大腸内には腸内細菌叢が存在し、腸内環境を整えたり、食物残渣の生物的消化を行ったりすることは前述したとおりです。ということは、このような消化管を経由し、排泄される便に何らかの細菌が含まれていることはイメージしやすいと思います。

一方、尿は血液からつくられていることを考えると膀胱内にたまる尿は無菌です。これらの知識をもとに、看護技術の清潔操作を行う必要があります。たとえば、直腸への坐薬挿入や浣腸などは清潔操作で行い、導尿や膀胱留置カテーテル挿入などは無菌操作で行います。この知識は排泄の援助を行う際にもとても重要です。

また、女性は、尿道、腟、肛門が並んでおり、とても近い位置にあります。便を排泄後、肛門から尿道へ向かって拭き取ると便に含まれている大腸菌などが尿道へ付着した場合、尿道、膀胱へと上行性に移動し尿路感染を引き起こすリスクが上がります。

感染は、便の拭き方に注意すればよいだけではありません。おむつ内に便や尿をしていてすぐに処理されなかった場合には男女関係なく尿路感染を起こすリスクにつながります。

尿路感染症は悪化すると対象の命を危機的状況に陥らせる可能性もあります。そのため患者さんが感染しないよう、私たち看護者は正しい知識のもと、正確な看護技術を提供する必要があります。

女性の尿道口・腟・肛門の位置関係

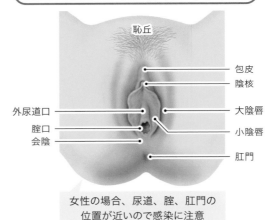

恥丘
包皮
陰核
大陰唇
小陰唇
肛門
外尿道口
腟口
会陰

女性の場合、尿道、腟、肛門の位置が近いので感染に注意

③ 直腸と肛門の解剖学的構造から便を排泄しやすい体位を知る

排便をする際、努責が必要なことを前述しましたが、直腸と肛門の解剖学的構造から排便しやすい体位について考えてみたいと思います。

体位と直腸肛門角

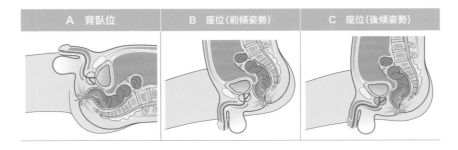

| A　背臥位 | B　座位（前傾姿勢） | C　座位（後傾姿勢） |

A、B、Cの体位のうちどの体位が排便しやすいでしょうか？　直腸と肛門の角度をみるとBが一番排泄しやすい体位であることがわかると思います。では、Bのように前傾姿勢で努責をかけようとした際、足がぶらぶらしていたら力が入らないことが想像できると思います。

これらを踏まえると理想の排便姿勢は、
①股関節を深く曲げた前傾姿勢であること
②地に足をつけ腹圧をかけられること
です。この姿勢がとれると排便をスムーズに行うことができ、患者さんの負担軽減にもつながります。

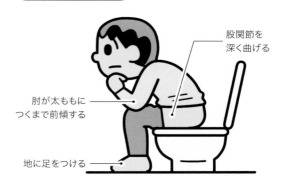

理想の排便姿勢

股関節を深く曲げる

肘が太ももにつくまで前傾する

地に足をつける

4 便や尿を排泄するためには 副交感神経が優位になる必要性を知る

便や尿をがまんする・排泄することは自律神経（交感神経・副交感神経）の二重支配によりコントロールされていることは前述したとおりです。そして、便や尿を排泄するときはどちらも副交感神経である骨盤内臓神経が優位になっていたことに気づいたでしょうか？　そのほかにも蠕動運動を促進するはたらきがあるのも副交感神経である迷走神経や骨盤内臓神経でしたね。

ということは、排便や排尿を促す援助の1つとして、副交感神経が優位になるように患者さんがリラックスした状態で安心して排泄できる環境を提供することがとても重要となります。ただでさえ、他者に排泄の援助を行ってもらうことは羞恥心や申し訳なさ、緊張や不安が伴います。また、入院中などは生活する環境やトイレ様式、食事内容や運動量などふだんの生活と違う非日常を過ごしているため交感神経が優位になりやすく、排尿・排便に関するトラブルを起こしやすい状況にあります。患者さんの心理面に配慮した排泄援助を行っていくようにしましょう。

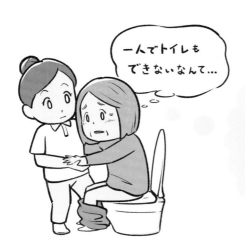

一人でトイレもできないなんて…

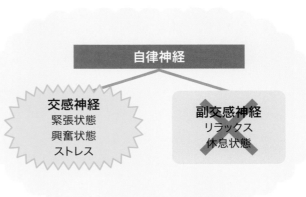

自律神経

交感神経
緊張状態
興奮状態
ストレス

副交感神経
リラックス
休息状態

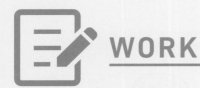

WORK これまでの学習成果を自分でまとめてみましょう

1) 生理的欲求である排泄へのニーズが生じたとき、排泄行動を行うにはどこの器官や器官系の機能が必要でしょうか？　イラストを参考にし①´〜⑥´に必要な器官・器官系を記入しましょう。

排泄の生理的欲求（ニーズ）を充足するための排泄行動

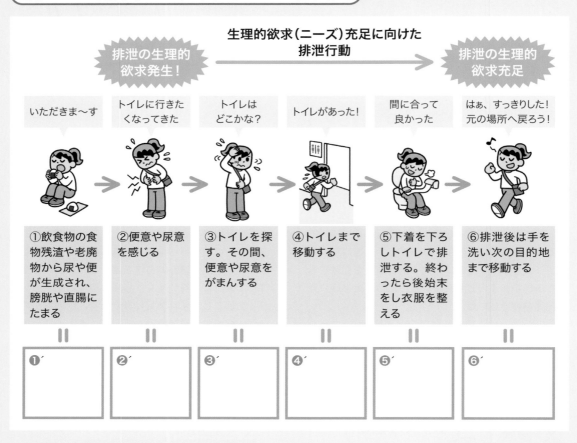

2) 大腸の機能を自分の言葉で整理してみましょう。

3) 腎臓の機能を自分の言葉で整理してみましょう。

4）便の排泄にかかわる神経を選択しましょう（正しいものを丸で囲む）。

❶大腸の蠕動運動を促進する神経はどれ？
〔　交感神経：下腸間膜神経節　or　副交感神経：迷走神経・骨盤内臓神経　〕

❷大腸の蠕動運動を抑制する神経はどれ？
〔　交感神経：下腸間膜神経節　or　副交感神経：迷走神経・骨盤内臓神経　〕

❸便が直腸にたまった際、直腸内圧の上昇を大脳に伝える神経はどれ？
〔　交感神経：下腸間膜神経節　or　副交感神経：骨盤内臓神経　or　体性神経：陰部神経　〕

❹便意をがまんする際、大脳から指令により外肛門括約筋を収縮し便が漏れないようにする神経はどれ？
〔　交感神経：下腸間膜神経節　or　副交感神経：骨盤内臓神経　or　体性神経：陰部神経　〕

❺便を排出する際、外肛門括約筋を弛緩させる神経はどれ？
〔　交感神経：下腸間膜神経節　or　副交感神経：骨盤内臓神経　or　体性神経：陰部神経　〕

5）蓄尿・排尿にかかわる神経を表にまとめましょう（弛緩か収縮か書き込む）。

	交感神経 （下腹神経）	副交感神経 （骨盤内臓神経）	体性神経 （陰部神経）
排尿筋	（蓄尿時）	（排尿時）	－
内尿道括約筋	（蓄尿時）	（排尿時）	－
外尿道括約筋 （蓄尿時）	－	－	
外尿道括約筋 （排尿時）	－	－	

6）排泄行動に支障をきたす病態はどのようなものがあるか、以下の項目に分けて、自分が理解しやすい言葉で整理しましょう。

❶便の形成、排泄機能に障害がある病態

❷尿の形成、排泄行動に障害がある病態

❸移動あるいは排泄動作を遂行するのが困難な病態

❹全身の衰弱や呼吸・循環の障害で活動耐性が低下する病態

❺その他

<ワーク解答>

1)①´大腸、腎臓、尿管、膀胱
　②´脳、副交感神経（骨盤内臓神経）
　③´脳、視覚、交感神経（下腹神経）※尿意時のみ、体性神経（陰部神経）
　④´脳、運動器
　⑤´脳、運動器、副交感神経（骨盤内臓神経）、体性神経（陰部神経）
　⑥´脳、運動器
2)●回腸から送られてきた液状の腸内容物から水分や電解質を体内に吸収し、固形便を形成・排出する。
　●腸内細菌による消化・免疫機能。
3)①体に不要な物質、つまりタンパク質の代謝産物である尿素窒素や、クレアチニンなどの筋肉の代謝産物、核酸の代謝産物である尿酸、余分な薬剤などを尿として排泄する。
　②細胞外液の量や浸透圧を調節する。
　③水・電解質代謝の平衡を維持する。
　④酸・塩基平衡の調節を行う。
　①〜④を行うことで体の恒常性を維持している。
4)①副交感神経：迷走神経・骨盤内臓神経、②交感神経：下腸間膜神経節、③副交感神経：骨盤内臓神経、④体性神経：陰部神経、⑤体性神経：陰部神経
5)左から、排尿筋：弛緩、収縮、内尿道括約筋：収縮、弛緩、外尿道括約筋（蓄尿時）：収縮、外尿道括約筋（排尿時）：弛緩
6)P.89以下参照

事例で学ぶ 失禁がみられる認知症患者さんの排泄ケアを考えてみましょう

　Cさん（80歳、女性）は、腹痛と発熱の原因を調べるため入院している。

　あなたは基礎看護学実習で昨日からCさんの受け持ちを担当した。

　実習2日目の朝、夜勤の看護師さんからCさんは認知機能の低下がみられ、自分の部屋やトイレの場所がわからないことがあるため排尿誘導を行ったと申し送りがあった。

　申し送り後の朝9時ごろ、あなたはCさんにあいさつをするため訪室した。すると、Cさんは部屋の入口付近でキョロキョロと辺りを見回していた。あなたがCさんに声をかけると「便に行こうと思って」と返答があったが、Cさんのベッドと寝衣は水様便と尿で汚染されていた。

　なお、Cさんは入院後腹痛のため食事摂取量が低下していたが、今朝は腹痛の訴えもなく朝8時ごろ、入院後初めて朝食を全量摂取した。

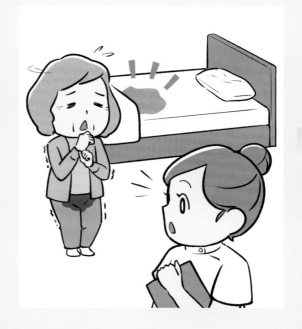

Q1 Cさんはなぜ部屋の入口付近でキョロキョロと辺りを見回していたのでしょうか？

Q2 なぜCさんは朝9時ごろに便意を感じたのでしょうか？

Q3 なぜCさんは「便意」を感じただけなのに、便と一緒に尿も排泄されているのでしょうか？

Q4 Cさんは排泄行動の、どの過程に問題が生じていますか？

Q5 あなたにイラストのような状況を見られたCさんはどのような気持ちだと思いますか？

Q6 排泄された便からCさんの健康状態をどのようにアセスメントしますか？

Q7 このようなCさんに今後、あなたはどのような援助を行いますか？

事例解答

Q1 便意を感じトイレに行こうとしたが、トイレの場所がわからなかったから。

Q2 入院後、初めて食事を全量摂取したことで胃-結腸反射が起こり大腸の大蠕動が起こったから。

Q3 副交感神経（骨盤内臓神経）が排尿中枢も司っており、排便・排尿時に優位となるため。また、陰部神経が外肛門括約筋と外尿道括約筋の弛緩を司っているため肛門・尿道を弛緩させ、排便とともに排尿も生じたと考えられる。

Q4 トイレを探す、トイレまで移動する、トイレまでがまんする、過程に問題が生じている。

Q5 恥ずかしい、情けない、申し訳ない、助けてほしいなど羞恥心や自尊感情の低下を招いている。

Q6 ブリストルスケール7（水様便）が排泄されていることから、大腸での蠕動運動亢進、消化不良、水分の吸収能低下が生じている。

Q7
- Cさんの排泄パターンを把握し、定期的な排泄誘導を行う（特に食後1時間以内に便意を催す可能性があるため注意する）。
- 水様便が生じていることによる随伴症状（口渇感や倦怠感、腹痛、嘔気、食欲低下など）を把握し対処する。
- 脱水を予防するため常温もしくは温かいお湯の摂取を促す（必要時、塩分摂取も促す）。
- バイタルサインの把握や腹部のフィジカルアセスメントを行い医師と共有する。
- 便失禁があった際はすみやかに片づけ羞恥心や自尊感情低下に配慮する。また皮膚の清潔保持に努める。
- Cさんの希望に応じパンツ型のおむつを使用する。
- 心理的安寧をもたらせるよう環境を整えてかかわる。
- 可能であれば骨盤底筋トレーニングを取り入れる　など。

参考文献

1. 池西静江, 石束佳子, 阿形奈津子 編：看護学生スタディガイド2024. 照林社, 東京, 2023.
2. 小寺豊彦：楽しく学ぶ！ 看護につながる解剖生理 改訂版. 照林社, 東京, 2016.
3. 小林修三 監：まるごと図解 腎臓病と透析. 照林社, 東京, 2017.
4. 山本誠士：まるごと図鑑 消化器の見かた. 照林社, 東京, 2022.
5. 菱沼典子：看護形態機能学 生活行動からみるからだ 第4版. 日本看護協会出版会, 東京, 2017.
6. 大久保暢子 編：日常生活行動からみるヘルスアセスメント. 日本看護協会出版会, 東京, 2016.
7. 医療情報科学研究所 編：からだがみえる 人体の構造と機能 第1版. メディックメディア, 東京, 2023.
8. 開道貴信：3ステップ解剖生理学. 南江堂, 東京, 2022.
9. 増田敦子：新改訂 解剖生理をおもしろく学ぶ. サイオ出版, 東京, 2015.
10. 坂井建雄：系統看護学講座 専門基礎分野 人体の構造と機能〔1〕 解剖生理学 第11版【電子版】. 医学書院, 東京, 2023.
11. 任和子：系統看護学講座 専門分野 基礎看護学(3)基礎看護技術Ⅱ 第18版【電子版】. 医学書院, 東京, 2023.
12. 香春知永：系統看護学講座 専門分野 基礎看護学(4)臨床看護総論 第7版【電子版】. 医学書院, 東京, 2023.
13. 南川雅子：系統看護学講座 専門分野 成人看護学(5)消化器 第15版【電子版】. 医学書院, 東京, 2023.
14. 大東貴志：系統看護学講座 専門分野 成人看護学(8)腎・泌尿器 第15版【電子版】. 医学書院, 東京, 2023.

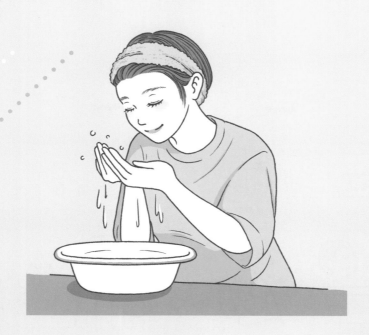

PART **4**

清潔にする

| 執筆　池西靜江 |

　「清潔にする」という行動の代表は「入浴」「シャワー浴」でしょう。日本には古くから入浴する、という習慣があります。高温多湿な気候に加えて、火山活動による降灰などもこの習慣に関係しているといわれます。しかし、今のような湯船につかる入浴法は近年になってからといわれます。シャワー浴が中心の他国とは異なる生活習慣です。

　「極楽、極楽」と言いながら入浴する高齢者もいます。それくらい入浴は気持ちのよいものであり、多くの人は毎日入浴しています。最近は冬でも「シャワー浴のみ」という人も増えてきました。いずれにしても、垢や汚れを落とし、身体を温め、爽快感を味わうことができる日常生活行動です。

1 清潔にすること

1 清潔にする生活行動（清潔行動）

清潔行動の種類

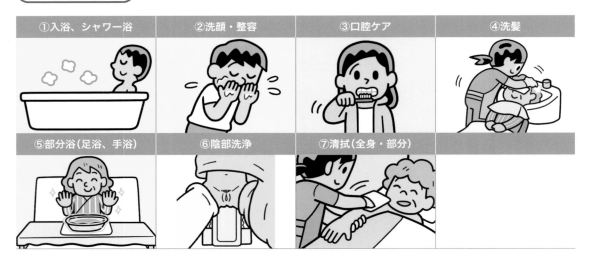

①入浴、シャワー浴	②洗顔・整容	③口腔ケア	④洗髪
⑤部分浴（足浴、手浴）	⑥陰部洗浄	⑦清拭（全身・部分）	

2 清潔行動の例

入浴の場合の清潔行動の流れ

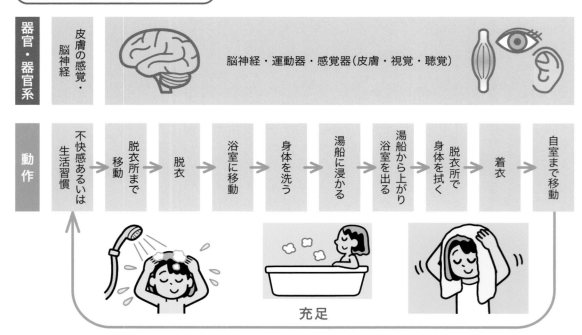

器官・器官系	皮膚の感覚・脳神経	脳神経・運動器・感覚器（皮膚・視覚・聴覚）

動作：不快感あるいは生活習慣 → 脱衣所まで移動 → 脱衣 → 浴室に移動 → 身体を洗う → 湯船に浸かる → 湯船から上がり浴室を出る → 脱衣所で身体を拭く → 着衣 → 自室まで移動

充足

P.100下図の清潔行動に必要な人体の構造と機能について、もう少しくわしく学習していきましょう。

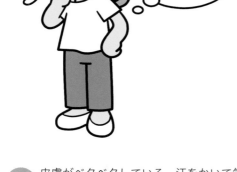

ベタベタして
気持ち悪い

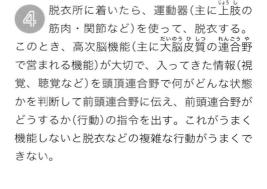

④ 脱衣所に着いたら、運動器（主に上肢の筋肉・関節など）を使って、脱衣する。このとき、高次脳機能（主に大脳皮質の連合野で営まれる機能）が大切で、入ってきた情報（視覚、聴覚など）を頭頂連合野で何がどんな状態かを判断して前頭連合野に伝え、前頭連合野がどうするか（行動）の指令を出す。これがうまく機能しないと脱衣などの複雑な行動がうまくできない。

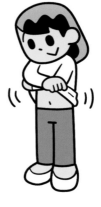

① 皮膚がベタベタしている、汗をかいて気持ち悪い、汚れがついたなどの刺激が皮膚や嗅覚、視覚などから入り、脳で情報を受け取る。

② 気持ちよくなりたい、というニードが行動を起こす。脳が運動の指令を出す。

③ 運動器（主に足の筋肉・関節など）を使って脱衣所へ移動する。このとき、脱衣所・浴室の場所の認知機能や感覚器（視覚など）も必要。

⑤ 脱衣所から浴室へ移動する（③と同様）。

⑥ 浴室では、湯船に浸かる、身体を洗うなどの行動を起こす。ここでも高次脳機能（④）や運動器（関節・筋肉など）の機能や感覚器（視覚・聴覚など）の機能を駆使する。

⑦ 湯船から出て、浴室から脱衣所へ移動する（③と同様）。

⑧ 脱衣所で身体を拭いて、着衣をする（④と同様）。

⑨ 脱衣所を出て自室に戻る（③と同様）。

⑩ 自室でほてった身体を冷ます。

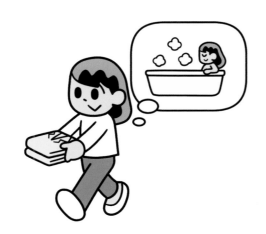

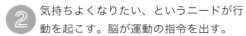

気持ちよかった、さっぱりした、という満足感を得るには、上記のような器官・器官系の機能を駆使して、清潔行動をとる必要があります。

清潔行動には、さまざまな目的がありますが、「垢や汚れを落とし、皮膚を清潔にする」ことが第一義的目的といえます。まず、この「清潔にする」という生活行動について考えます。

2 皮膚の機能を維持する清潔行動

皮膚の構造

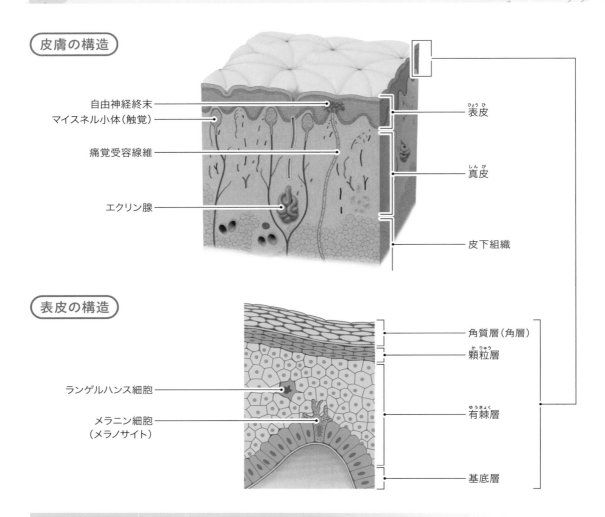

自由神経終末
マイスネル小体(触覚)
痛覚受容線維
エクリン腺

表皮(ひょうひ)
真皮(しんび)
皮下組織

表皮の構造

角質層(角層)
顆粒層(かりゅう)
有棘層(ゆうきょく)
基底層

ランゲルハンス細胞
メラニン細胞
(メラノサイト)

皮膚の構造と機能

- □ 皮膚は全身の体表を被う。表面から**表皮・真皮・皮下組織**からなる。
- □ 表皮はさらに、表面から**角質層**、**顆粒層**、**有棘層**、**基底層**からなる。
- □ 表皮は**重層扁平上皮**(じゅうそうへんぺいじょうひ)からなり、最深部の基底層で細胞分裂により**上皮細胞**が誕生したのち、4週間かけて上行し、角化していくプロセスが**4つの層**となっている。
- □ 角化した上皮細胞は表皮から剥離し、それが**垢**となる。
- □ 角質層のある表皮は外部からの異物や微生物を体内に入れない**機械的障壁**の役割を果たす。

皮膚の付属器の構造と機能

- □ 皮膚の付属器として、**汗腺**(かんせん)(エクリン腺・アポクリン腺)や皮脂を分泌する**脂腺**などがある。
- □ エクリン腺は**発汗**(はっかん)により体温調節にかかわる。
- □ 脂腺は皮膚に**なめらかさ**をもたらすとともに、弱酸性のため**殺菌作用**をもつ。
- □ 脂腺の多くは毛包に付属する。

粘膜の構造と機能

□ 粘膜は、外界につながっている気道・消化管・尿路・生殖器などの腔所をおおう膜であり、ネバネバした状態の粘液（ムチンなど）を分泌する細胞や腺がある。
□ 粘膜は、一般に粘膜上皮、粘膜固有層、粘膜下層からなる。
□ 皮膚と粘膜はつながっており、よく似た構造であるが、粘膜には皮膚にある角質層がないため、傷つきやすい。
□ 粘膜にも機械的障壁の役割はあるが、表皮のような強さはない。しかし、粘膜に付着する粘液には、リゾチームなどの殺菌効果をもつものが含まれるため、殺菌作用は期待できる。

重要な皮膚の機能

□ ❶外界からの保護、主に表皮の角質層の役割
□ ❷外部の刺激を受け取る感覚器の役割（触覚、圧覚、痛覚、温覚、冷覚）
□ ❸発汗などよる体温調節の役割
□ ❹水分といっしょに不要な物質を排泄する役割

その他の皮膚の機能

□ ❶緻密な表皮の組織は過剰な水分の喪失を防ぐ。
□ ❷表皮のメラニン細胞は紫外線の発がん物質の遮断にも役立つ。
□ ❸表皮のランゲルハンス細胞はマクロファージのようなはたらき（細菌などの貪食、抗原提示）をもち、免疫作用につながる。

清潔行動の効果

□ 皮膚の清潔を保持することで、これらの機能（はたらき）をよい状態に保つことができる。
　入浴には温熱刺激による効果もある（下図参照）。
　❶リラックス効果、気持ちよさ。
　❷循環が促進され、代謝が亢進し、疲労回復効果が期待できる。
　❸入眠効果がある。⇒入浴により上昇した体温が、湯から出ることで低下すると、松果体から眠気を催すメラトニンが分泌されて、入眠効果が期待される。なお、足浴でも入眠効果が期待できるといわれている。
□ その他として、関節の動きがよくなる。⇒お湯に浸かることにより浮力を受けて動かしやすくなる。

入浴の温熱刺激による効果

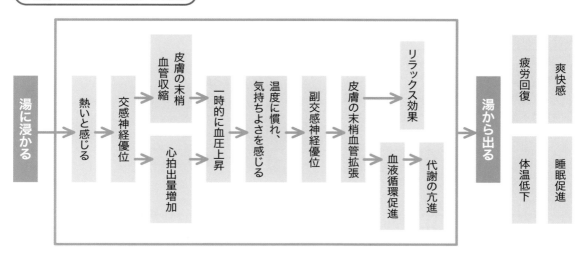

3 清潔行動に支障をきたす病態

自分で清潔行動がとれないというのは、どんな病態かみていきましょう。

移動あるいは清潔動作を遂行するのが困難な病態

運動器の障害

下肢の障害 ▶

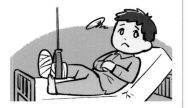

移動ができない。
湯船に入れない。

上肢の障害 ▶

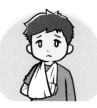

脱衣・着衣ができない。
身体を洗えない、拭けない。

感覚器の障害

視覚障害 ▶

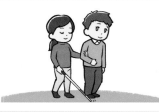

移動が困難。

感覚障害 ▶

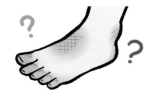

熱傷などに注意。

認知機能の障害

場所がわからない。
脱衣・着衣ができない。
身体を洗えない、拭けない。
（失行・失認などの高次脳機能障害）など

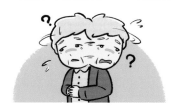

全身の衰弱や呼吸・循環の障害で活動耐性が低下する病態

- 消耗性の疾患
  （がん末期、肝不全、長期にわたる発熱などを含む）
- 呼吸・循環の疾患（例えば、心不全、呼吸不全など）
- 血液疾患（白血病など）

☑ CHECK
- 活動耐性の低下とは、必要な日常活動を行うには不十分な生理的／心理的エネルギーの状態をいう。ここでは生理的エネルギーの不足を扱う。

その他

- 全身性の皮膚の疾患（熱傷など）　● 手術や処置などの治療により医師から制限の指示があるとき

4 看護につなぐための知識

1 入浴 あるいはシャワー浴ができない病態

　入浴は呼吸・循環に大きな影響を与えます。前述したように、湯船に浸かる、ということで脈拍・血圧が変動します。そして、静水圧がかかると呼吸運動が制限されます。

PART

4

清潔にする

> ☑ CHECK
> ●静水圧は、一般に水圧と考えてよい。動いていない水の圧力をいう。

　下図のように、入浴直後は収縮期血圧が安静時より20mmHg近く上昇し、その後下がり始め、出浴後10〜30分の間には安静時より20mmHg近く下降する、というデータがあります。つまり、入浴によって血圧は40mmHg程度の変動がみられるということで、循環器の疾患、特に血圧の異常を呈する病態には注意が必要です。この変化は高齢者に著しいと報告しているデータもあります。

　入浴には医師の指示が必要な病態があることを理解しましょう。

入浴による呼吸・循環動態の変化（70代）

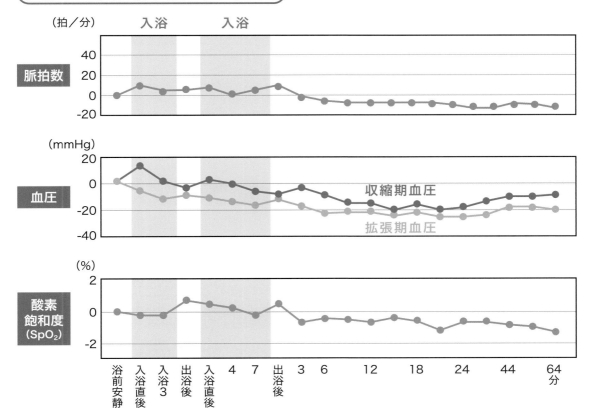

橋木晶子，長弘千恵 他：高齢者と若年者における入浴時の呼吸・循環動態の変化．日本循環器予防雑誌2005；40（1）：30-31．図2，3，6より一部抜粋して引用

同時に、ことに**冬季の入浴**は温度差が大きくなり、血圧の変動を大きなものにしますので、さまざまな対応・工夫が必要です（**下図**）。

入浴・シャワー浴の実施基準

a. 入浴・シャワー浴を行わないほうがよい場合

- 安静時脈拍数120回/分以上
- 拡張期血圧120mmHg以上
- 収縮期血圧200mmHg以上
- 動作時しばしば狭心痛を起こす者
- 心筋梗塞発作後1か月以内
- うっ血性心不全所見がある者
- 心房細動以外の著しい不整脈
- 安静時すでに動悸、息切れのある者

b. 入浴・シャワー浴を途中で中止する場合

- 中等度の呼吸困難が出現した場合
- めまい、悪心、狭心痛が出現した場合
- 脈拍が140回/分以上になった場合
- 1分間10回以上の不整脈が出現した場合
- 収縮期血圧40mmHg以上または拡張期血圧20mmHg以上上昇した場合

c. 入浴・シャワー浴を途中で休ませて様子をみる場合

- 脈拍数が入浴・シャワー浴前の30%以上増加した場合
- 脈拍数が120回/分を超えた場合
- 1分間10回以下の不整脈が出現した場合
- 軽い息切れ、動悸が現れた場合

（Anderson基準の土肥変法）
任和子, 井川順子 編：根拠と事故防止からみた基礎・臨床看護技術　第3版. 医学書院, 東京, 2021：242. より引用

入浴実施の一般的な基準

バイタルサイン

- 体温：37.5℃以下、平熱±0.5℃
  悪寒・戦慄がある場合、体温が上昇するため禁忌
- 血圧：収縮期血圧160mmHg以下、拡張期血圧110mmHg未満

化学療法による骨髄抑制

- 白血球数：1,000/μL以上；入浴可能
  1,000/μL未満；シャワー浴
- 好中球数：500/μL未満；清拭、発熱がない場合、無菌室入室の場合、医師の許可でシャワー浴をすることがある
- 血小板数：3万/μL以下；清拭

長谷部佳子 監, 山本美紀 原案：実践！　看護技術シリーズ　清潔の援助技術編. Vol.1　入浴・シャワー浴　シナリオ集. 医学映像教育センター, 2009. より引用

冬季の入浴の工夫

❶脱衣所および浴室の温度を調整し、差を少なくする

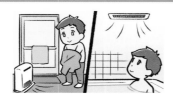

❷ぬるま湯に浸かり、長湯をしない

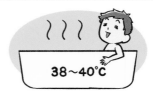

38～40℃

❸半身浴（お湯に浸かる部位は心窩部より下）にする

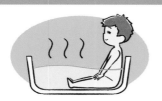

❹湯船からの立ち上がりはゆっくりする

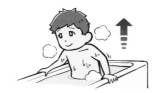

2 入浴やシャワー浴ができない人の 清潔保持のための看護ケア

　清潔行動を自らとることができない病態について学習してきました。それを踏まえて、清潔保持のための看護ケアを学ぶのですが、その方法は基礎看護技術（生活の援助技術）で学びます。ここではどんな方法があるのかを紹介します。なかでも、温熱効果を期待した熱布バックケアについてはその方法を紹介します（「ひとくちMEMO」参照）。看護ケアのなかで唯一といってよいと思いますが、「気持ちよさ」を味わっていただけるのが清潔ケアです。安全に実施することで患者さんに喜んでいただけるケアです。がんばって学び、技術を習得しましょう。

清潔保持のための看護ケア

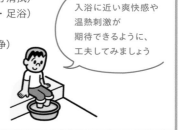

- 全身清拭（部分清拭）
- 部分浴（手浴・足浴）
- 洗髪
- 洗浄（陰部洗浄）
- 口腔ケア

入浴に近い爽快感や温熱刺激が期待できるように、工夫してみましょう

3 感染予防

　健康な皮膚からの感染はあまり考えられません。粘膜は粘液で湿潤していますが、皮膚のような強靱さはありません。そのため粘膜に含まれる殺菌作用をもつ**リゾチーム**などが効果的にはたらきやすいように清潔保持に努めなければなりません。粘膜のケア（口腔・陰部）は大切です。

✍ ひとくち MEMO ｜ 熱布バックケア

　フローレンス・ナイチンゲール記章を受章した川嶋みどり先生たちが推奨する気持ちよさを体感する「熱布バックケア」を紹介します（心係数2.2以下の人への適応は注意が必要）。

　厚手のタオルを数枚準備し、80℃のお湯に、看護師はゴム手袋をつけて浸し、絞り、ビニール袋に入れて保温します。患者さんの準備としては**下図**のように、バスタオル、ビニールシートの順に体の下に敷いて、温めたタオルの1枚目は直接肌に触れるので、熱すぎないかを

確認して背中に当てます。2枚目のタオルは熱いまま当てて、その上をビニールシートとバスタオルでおおうと温度が維持できます。その上から看護師の手掌で圧迫するとさらに気持ちがよいです。

✅ CHECK
- 心係数は心臓のポンプ機能を表し、心拍出量（単位：L/分）を体表面積で除して計算する（正常は約 2.6～4.2L/分/m²）。

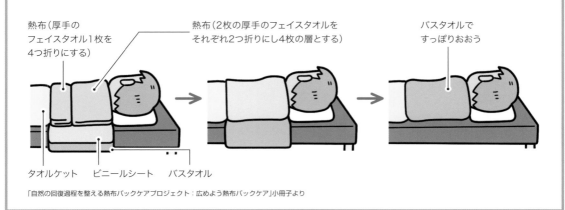

熱布（厚手のフェイスタオル1枚を4つ折りにする）

熱布（2枚の厚手のフェイスタオルをそれぞれ2つ折りにし4枚の層とする）

バスタオルですっぽりおおう

タオルケット　　ビニールシート　　バスタオル

「自然の回復過程を整える熱布バックケアプロジェクト：広めよう熱布バックケア」小冊子より

1)清潔行動には、どんなものがありますか。「入浴・シャワー浴」以外を列記しましょう。

2)清潔行動を起こし、体を清潔にするためには、体のどんな器官・器官系の機能を使うことが必要でしょうか。下記の3つについて、具体的に自分の言葉で整理しましょう。

❶脳の機能：〔   〕

❷運動器：〔   〕

❸感覚器：〔   〕

3)P.102のイラストを参考に皮膚の白地図を自分で書いてみましょう。

4）皮膚と粘膜の違いについて①〜⑪に言葉を入れて確認しましょう。

	おおう場所	構造	表皮の中にあるもので粘膜にないもの	殺菌効果をもつもの
皮膚	①〔　　　　〕	③〔　　　　〕	⑨〔　　　　〕	脂腺
		④〔　　　　〕	⑩〔　　　　〕	
		⑤〔　　　　〕	⑪〔　　　　〕	
粘膜	②〔　　　　〕	⑥〔　　　　〕		リゾチーム
		⑦〔　　　　〕		
		⑧〔　　　　〕		

5）清潔にする生活行動が自分ではできなくなる病態にはどんなものがあるか、大きく以下の3つに分けて、自分が理解しやすい言葉で整理しましょう。

❶移動あるいは清潔動作を遂行するのが困難な病態

❷全身の衰弱や呼吸・循環の障害で活動耐性が低下する病態

❸その他

事例で学ぶ パーキンソン病の患者さんの清潔ケアを考えてみましょう

Dさん（72歳・男性）、65歳のときに、じっとしているときに手が震える症状（安静時振戦）や歩行速度の低下・動作の緩慢さに家族が気づき、病院を受診し、検査の結果、パーキンソン病と診断された。その後、レボドパの内服で、症状はあまりひどくならずに経過したが、68歳のころより、手の震えが両側に現れ、日常生活が不自由になってきた。その後、さらに姿勢保持障害や歩行障害（すくみ足、突進現象など）、自律神経障害（起立性低血圧、脂漏性

皮膚炎、便秘）などもみられるようになってきた。入浴や歩行には妻の介助が必要になってきて、最近では、転倒が心配で、大好きなお風呂に入れていない。妻が2日に1回清拭を行っている。Dさんは「湯船に浸かって、ほっとしたい」と言う。妻も「Dさんは大の温泉好きで、元気なころはよく温泉巡りをしました。温泉でなくてもお風呂は大好きで夏は1日2回入っていましたので、お風呂に入れてあげられたらよいのですが」と言う。

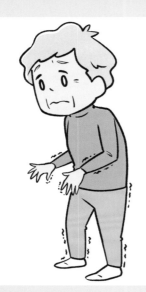

✎ ひとくち MEMO ｜ パーキンソン病

原因不明の難病で、脳幹の中脳の黒質部分（錐体外路系の機能あり）が変性を起こし、ドパミンという神経伝達物質が産生できなくなり、その結果、スムーズに身体を動かせなくなる病態。Dさんに現れている安静時振戦、無動（動きが遅くなる）、姿勢保持障害（姿勢が保てず、前かがみで、転びやすくなる）に加えて筋固縮（筋肉が硬くなる）が4大症状といわれる。そのほか、自律神経症状（便秘、排尿障害、起立性低血圧、脂漏性皮膚炎）や精神症状（抑うつなど）が出現する。治療は、不足するドパミンを補う薬（レボドパ）がよく使用される。

Q1 入浴という生活行動ができなくなるDさんの病態を下記の項目に沿って確認しましょう。

①パーキンソン病はどこの病気？〔 　　　　　　　　　　　　　　　　　　　　〕

②そこがどうなっているの？〔 　　　　　　　　　　　　　　　　　　　　〕

③そうすると何が起こる？

④下記の自律神経症状のなかで、安全に入浴するために気をつけなければならない症状はどれ？
　ア．便秘　　イ．排尿障害　　ウ．起立性低血圧　　エ．脂漏性皮膚炎

⑤自律神経症状の「脂漏性皮膚炎」は、自律神経系の異常で皮膚の脂腺からの皮脂の分泌が、過剰になる病気だが、皮脂の多い頭部や顔面はどんな状態になる？

Q2 清潔援助が必要なDさんにあなたならどんな援助を考えますか。

ワーク解答

1)①洗顔・整容　②口腔ケア　③洗髪　④部分浴(足浴、手浴)　⑤陰部洗浄　⑥清拭(全身・部分)
2)①高次脳機能、情報(感覚)を受理する機能、運動を指令する機能など。②体幹を支える機能(骨、筋肉)、四肢を動かす機能(上肢・下肢)。③視覚、聴覚、触覚、温覚など。
3)P.102図を参照。
4)①体表　②体腔の内面　③表皮　④真皮　⑤皮下組織　⑥粘膜上皮　⑦粘膜固有層　⑧粘膜下層　⑨角質層　⑩メラニン細胞　⑪毛
5)① ●運動器の障害：下肢の障害➡移動ができない。湯船に入れない。上肢の障害➡脱衣・着衣ができない。身体を洗えない、拭けない。
　　●感覚器の障害：視覚障害➡移動が困難。感覚障害➡熱傷などに注意。
　　●認知機能の障害：場所がわからない。脱衣・着衣ができない。身体を洗えない、拭けない(失行・失認などの高次脳機能障害)など。
② ●消耗性の疾患(がん末期、肝不全、長期にわたる発熱などを含む)。
　　●呼吸・循環の疾患(例えば心不全、呼吸不全など)。
　　●血液疾患(白血病など)。
③ ●全身性の皮膚の疾患(熱傷など)。
　　●手術や処置などの治療により医師から制限の指示があるとき。

事例解答

Q1 ①中脳の黒質　②変性を起こしている　③ドパミンを産生できなくなるため、スムーズな運動ができなくなる(遅い、ギクシャクした動作、体位を保持しにくくなるなど)。転倒しやすくなる。
④ウ　⑤ベトベトして鱗屑がみられ、不快が増す
Q2 シャンプーや石けんを用いて洗髪・洗顔を行う。歩行状態を判断して、複数の介助で可能であれば、入浴介助する。浴室からの立ち上がりは、起立性低血圧に気をつけてゆっくり時間をかけて立ち上がるように促す。姿勢保持や歩行状態がよくない場合は機械を使った入浴なども検討する。

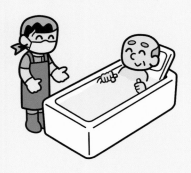

人体各部の名称を覚えよう

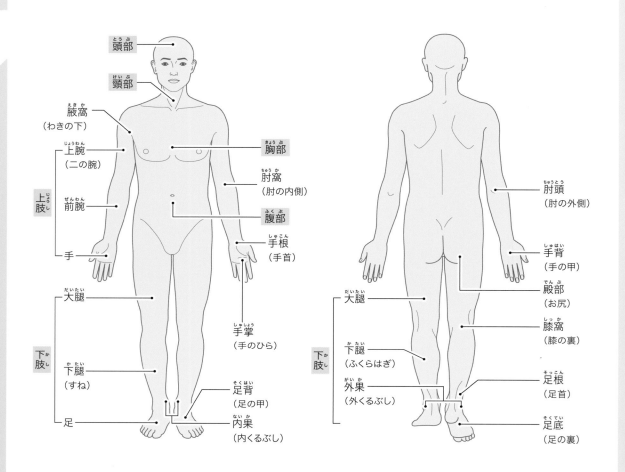

頭部（とうぶ）
頸部（けいぶ）
腋窩（えきか）（わきの下）
上腕（じょうわん）（二の腕）
前腕（ぜんわん）
手
上肢（じょうし）
胸部（きょうぶ）
肘窩（ちゅうか）（肘の内側）
腹部（ふくぶ）
手根（しゅこん）（手首）
手掌（しゅしょう）（手のひら）
大腿（だいたい）
下腿（かたい）（すね）
足
下肢（かし）
足背（そくはい）（足の甲）
内果（ないか）（内くるぶし）

肘頭（ちゅうとう）（肘の外側）
手背（しゅはい）（手の甲）
殿部（でんぶ）（お尻）
膝窩（しっか）（膝の裏）
大腿（だいたい）
下腿（かたい）（ふくらはぎ）
外果（がいか）（外くるぶし）
下肢（かし）
足根（そっこん）（足首）
足底（そくてい）（足の裏）

人体の区分

頭頸部	● 頭部 ● 頸部
体幹	● 胸部 ● 腹部
体肢	● 上肢（上腕、前腕、手） ● 下肢（大腿、下腿、足）

わきの下は、専門用語では
腋窩というよ。専門用語を
覚えよう！

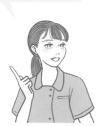

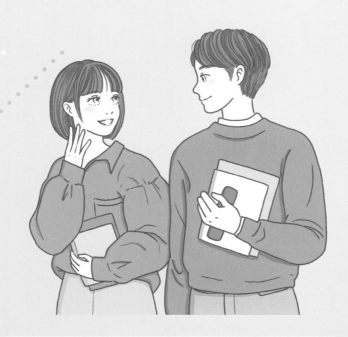

PART **5**

話す・聞く
−コミュニケーション−

| 執筆　出口美代子 |

　「コミュニケーション」は、人や動物などが情報や意図を伝え合うことを指します。特に人間におけるコミュニケーションは、ことば（言語）や非言語的な手段を使って感情や考えを共有し、相手との理解を深める重要なプロセスです。

　看護師は対象の近くで接する職業の1つです。看護師として必要なコミュニケーション能力を獲得するために、基礎看護技術の科目でコミュニケーション技術について学ぶ時間が設けられていると思います。この章ではコミュニケーションに必要な、「話すこと」や「聞くこと」にかかわる人体の構造と機能を理解することで、対象の状態に応じたより効果的なコミュニケーションや看護につながることを期待しています。

1 話すこと・聞くこと(コミュニケーション)

1 「話す・聞く」の流れと要素

広辞苑によると、コミュニケーションとは「社会生活を営む人間の間に行われる知覚・感情・思考の伝達。言語・文字その他、視覚・聴覚に訴える各種のものを媒介とする」、「動物個体間での、身振りや音声・匂いなどによる情報の伝達[1]」のことをいいます。

まずは、「話す・聞く」から、コミュニケーションの流れを考えていきましょう。

話す・聞くのコミュニケーションの流れ(スピーチチェーン)

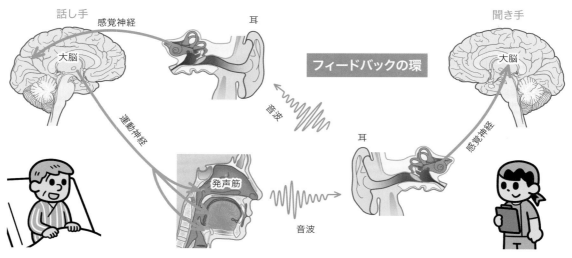

ピーター・B. デニシュ，エリオット・N. ピンソン 著，神山五郎，戸塚元吉 共訳，切替一郎，藤村靖 監：話しことばの科学－その物理学と生物学. 東京大学出版会，東京，1966. より改変して引用

図は**スピーチチェーン**(Speech Chain)[2]と呼ばれる、コミュニケーションのプロセスにおける**音声信号(話す)の伝達**と、**音声信号の受信(聞く)**の流れを表す代表的なモデルです。なお、スピーチチェーンは、人間の言語によるコミュニケーションだけでなく、コンピュータによる音声認識や音声合成などの技術開発のモデルにも関連しています。このモデルを理解することで、コミュニケーションと一口に言っても、実際はとても複雑で多要素なプロセスであることを認識できると思います。

「フィードバックの環」は、自分も自分の音声を聞いているということです。自分でも聞くことで、必要に応じて言い直しや声の調子を調整して、発話でのコミュニケーションを円滑に行うための機能です。

さて、このモデルは、話し手側から聞き手側までの音声情報の流れを示していますが、ここでは、図(スピーチチェーン)のように話し手側を患者、聞き手側を看護師と置き換えて、コミュニケーションがどのような流れで成立していくか、ステップを追って確認してみましょう。

【コミュニケーションの流れ（話し手：患者、聞き手：看護師の場合）】

① 患者が伝えたい情報や意図を考えます。患者は考えを大脳でまとめて、発声発語器官を使って言葉や音声信号に変換します。これは、患者の言語や認知機能や生活文化、そのときの感情などが反映される段階です。
⇒例えば、足が痛いことを看護師に伝えたい

② 患者が発した言葉は「音声信号」として空気中を伝わります。これにより、音声が伝えたい看護師の元へ（その周囲ももちろん自分にも）伝わります。看護師が患者の言葉（音声信号）を受け取ります。
⇒「看護師さん、足が痛いです」と発語する

③ 看護師は受け取った音声信号を解読し言葉の意図を理解します。この段階では、看護師の言語理解や聴覚能力が重要な役割を果たします。また、解読する看護師の臨床判断能力も問われます。
⇒足が痛い事実が看護師に伝わる

④ 看護師が患者の意図を理解することで、コミュニケーションが成立します。
⇒痛みの程度や場所を確認し、痛み止めの薬について説明するなど、次のステップに進む

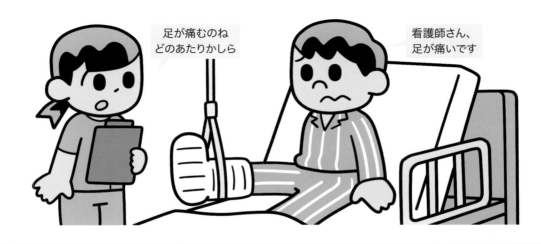

足が痛むのね どのあたりかしら

看護師さん、足が痛いです

　上記が、話す・聞くに特化した場合のコミュニケーションになります。しかし、コミュニケーションは何も言語（話す）だけではありません。
　右図が示している割合は、アメリカの心理学者、メラビアン（Mehrabian, A）が見出した、コミュニケーションの優先性に関する法則[3]です。例えば、先ほどのステップでいうと、看護師が「足が痛いのですね」と返答したとしても、興味のなさそうな顔で忙しそうなそぶりをしたり、目を合わせなかった場合、患者はどう感じるでしょうか。人間は、言葉と態度が一致しない相手を見たときに、「視覚情報 ＞ 聴覚情報 ＞ 言語情報 」の順番に影響されることを示しています。つまり、コミュニケーションにおいて非言語的な要素はとても重要なのです。

コミュニケーション情報における影響の割合

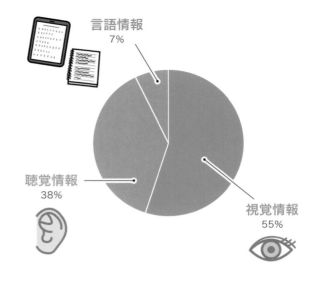

言語情報
7%

聴覚情報
38%

視覚情報
55%

よりよいコミュニケーションを成立させるために大切な点を**下表**に示します。

非言語的コミュニケーションの要素

表情・アイコンタクト

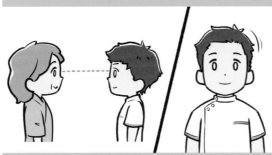

自然な笑顔になっているでしょうか。聞き手は適切な表情とアイコンタクトで聞く姿勢を見せることが大切です。シリアスな話題の場合は、会話の内容に応じてこちらの表情や声のトーンを相手に合わせて変えることで、共感の思いを伝えることにもつながります。

姿勢

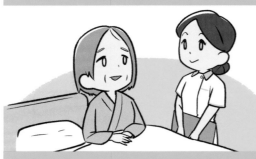

どんなに忙しくても足を止めて対象に体と顔を向けて、しっかりと話をする、聞く姿勢を示すことが大切です。会話の途中で時計をチラチラ見たり、焦りが伝わるようなことがないように気をつけましょう。

身だしなみ

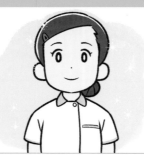

身だしなみも聞き手のマナーです。身だしなみを意識すると自然と聞く姿勢もよくなります。看護師（看護学生）としてふさわしい清潔なユニフォームでしょうか。メイクや髪型などが相手に与える印象は、自分が思っているよりずっと大きいことを意識する必要があります。

　そのほか、車いすの患者や臥床患者とのコミュニケーションであれば、目線の高さや角度などの位置関係も重要で、看護師は患者と同じ目線に近づく必要があります。これらの姿勢は直接コミュニケーションをとっている相手だけではなく、非言語的メッセージとして周囲の人々にも伝わっています。

　昨今は感染症などの影響で、マスク文化が当たり前になりました。なかでも医療現場においてはマスクの着用率は非常に高く、患者にとって同じユニフォームにマスクを着用して忙しく動き回る看護師は、画一的で冷たい印象を与えかねません。患者が声をかけるのを遠慮してしまうことがないように、日ごろから振る舞いや表情に気を配ることも看護師に求められるコミュニケーション技法の1つといえるでしょう。

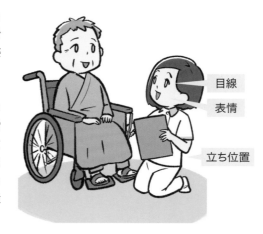

目線
表情
立ち位置

2
話す・聞くために必要な人体の構造と機能

次に、話す・聞くために必要な人体の構造・機能について確認していきましょう。

大脳の構造と機能

大脳の領域

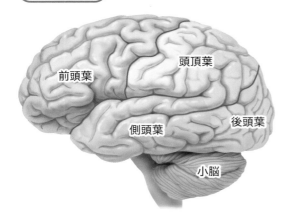

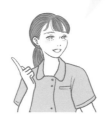

大脳は大きく分けて4つの領域（葉）に分類されます。4つの領域はそれぞれが異なる機能を担っており、複雑な認知機能や行動の制御に関与しています。それぞれのはたらきは以下のとおりです。

4 葉の機能

前頭葉	□前頭葉は人において最も発達している箇所で、高度な認知機能（思考や判断）と行動の制御を担当している。 □情報の処理、意思決定、計画、判断力、社会的な行動（場に沿ったふさわしい行動）などの高次な精神活動が主にここで行われる。 □前頭葉は運動性言語野（ブローカ野）を有しており、コミュニケーションに関しては「話す」という面に関与している。
頭頂葉	□頭頂葉は主に感覚情報の処理や空間認識に関連している。 □頭頂連合野ではさまざまな情報（視覚・触覚・体の位置感覚）が集まり処理される。 □コミュニケーションに関する頭頂葉のはたらきとしては、読むこと、書くこと（読み書き）に関与している。
後頭葉	□後頭葉は主に視覚情報の処理に特化している。 □眼からの視覚刺激がここで解釈され、物体や色、形、動きなどの視覚的な情報が処理される。 □文字を認識することもここで行われる。
側頭葉	□側頭葉は聴覚情報の処理と記憶に関連している。 □側頭葉は感覚性言語野（ウェルニッケ野）を有しており、コミュニケーションに関しては、「聞く」という面に関与し、音の認知や、そこからの言語の理解に関してこの頭葉で行われる。 □長期記憶の形成や記憶の再生にも関与している。

以上のように、大脳の4つの領域は相互に連携し、複雑な認知機能や行動を可能としています。後述しますが、特定の損傷や障害がある場合、これらの領域の機能が影響を受け、認知や行動に異常が生じることがあります。

発声発語器官の構造と機能

続いて、発声発語器官の構造を確認していきましょう。

発声発語器官の構造

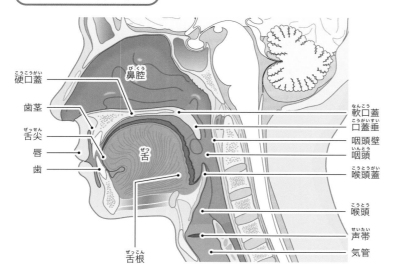

硬口蓋（こうこうがい）
歯茎
舌尖（ぜっせん）
唇
歯
鼻腔（びくう）
舌（ぜつ）
舌根（ぜっこん）

軟口蓋（なんこう）
口蓋垂（こうがいすい）
咽頭壁
咽頭（いんとう）
喉頭蓋（こうとうがい）
喉頭（こうとう）
声帯（せいたい）
気管

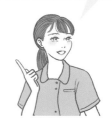

「話す」に関して、人間が音声を生成するために使用する器官のことを発声発語器官といいます。発声発語器官は非常に多くの筋肉や軟骨が関連しており、さまざまな箇所が協調的に動く必要があります。
主な発声発語器官のはたらきは以下のとおりです。

発声発語器官の機能

気道（気管）	□気道（気管）は話す際に空気（呼気）が咽頭側に向かって流れることにより声帯の振動に関与し、「話す」の元となる「音」が生成される。
喉頭（声帯）・咽頭	□喉頭（声帯）・咽頭は上気道に位置しており、喉頭に、声帯が存在する。 □声帯は喉の中にある2本の筋肉の帯である。 □声帯は張り具合を調整し、呼気に伴い振動させることで、「音」を発生（発声）させる。発声された音声は咽頭の空洞の中で共鳴される。
口腔・鼻腔	□口腔の空間は音声が形成される重要な部分である。生成された音が、舌や口蓋、口唇（こうしん）などの口腔内の構造によって変化し、さまざまな音を出し分け、発語が可能になる。 □鼻腔も音声生成に影響を与える重要な要素である。鼻腔が開いているか閉じているかによって外界に出ていく音が変化する。

 BREAK

●私たちが鼻をつまんで話したり、鼻が詰まっているときに声が変わるのは、口腔や鼻腔が音声形成にかかわっているからです。

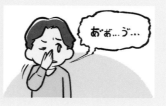

これらの器官が協働してはたらくことによって、人間はさまざまな音声を生成します。

なお、発声発語器官の運動は脳神経が司っています。主要な器官と神経の関係はP.119表のとおりです。

発声発語器官の主なはたらきと支配神経

発声発語器官	主なはたらき	支配神経（脳神経）
喉頭（声帯）	声帯の開閉運動	迷走神経（反回神経）
咽頭・軟口蓋	鼻音の調節（鼻咽腔閉鎖機能）	迷走神経・舌咽神経
下顎	調音（口の開閉）	三叉神経
舌	調音（舌の前後・上下運動）	舌下神経
口唇	調音（口唇の開大・開閉）	顔面神経

聴覚器官の構造と機能

続いて、「聞く」ために必要な聴覚器官を確認していきましょう。

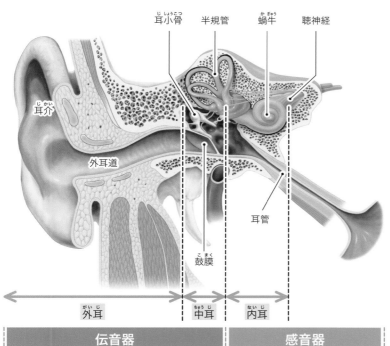

耳小骨　半規管　蝸牛　聴神経

耳介

外耳道

耳管

鼓膜

外耳　中耳　内耳

伝音器　感音器

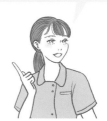

聴覚器官において「聞く」が成立するための流れとしては、まずは「耳」と呼ばれる外耳より外界の音を捉えます（集音）。その後、伝音、感音の処理がなされて、感覚神経（内耳神経）を経て中枢神経に伝わり、前述した側頭葉の聴覚野に伝わります。
主な聴覚器官のはたらきは以下のとおりです。

主な聴覚器官のはたらき

外耳	□外耳は耳介と外耳道から構成されている。 □外耳の主な役割は、音を収集して中耳・内耳へと伝えることである。 □耳介は人ではその効果は限定的ではあるが、音を周囲から集める役割を果たし、外耳道はその集められた音を鼓膜まで導いていく。

 BREAK

●声や音が聞こえにくいときに私たちが自然に手のひらを耳のそばにあてるのは、集音効果を期待しての行動です。

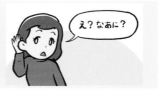

え？なあに？

| 中耳 | □中耳は中耳内の鼓室と鼓膜につながっている耳小骨との組み合わせで構成されている。
□外耳から伝わってきた音は、鼓膜を振動させる。そして、その振動は耳小骨（ツチ骨、キヌタ骨、アブミ骨）を介して内耳へと伝えられる。 |

中耳の構造

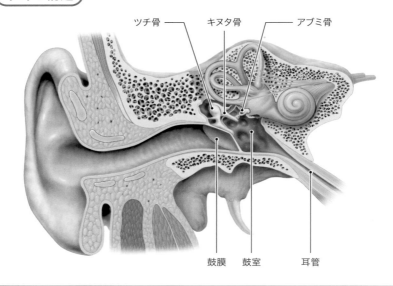

ツチ骨　キヌタ骨　アブミ骨

鼓膜　鼓室　耳管

| 内耳 | □内耳は蝸牛と半規管からなる。
□鼓膜からの振動が耳小骨を介して内耳に伝わると、蝸牛内部にある感覚細胞が振動を感知する。
□この感覚細胞が音の振動を神経信号に変換し、その後、感覚神経（内耳神経）を介して大脳まで伝える。 |

　外耳、中耳は伝音器、内耳は感音器といわれます。感音器を経て、脳では聴覚情報が解釈され、私たちは音や言葉を認識しているのです。聴覚器官は私たちが音を感知し理解にいたるまでの重要な役割を果たしています。

3 話す・聞くことに支障をきたす病態

これまで、話す・聞くために必要な人体の構造と機能をみてきました。一般的にコミュニケーションはこの「話す」、「聞く」のはたらきを元に行っていきますが、これらがうまくいかなくなる病態としてどのようなものがあるでしょうか。先ほどの、「大脳」「発声発語器官」「聴覚器官」に関して主要な病態をみていきましょう。

1 大脳に問題を有するコミュニケーション障害

認知症

認知症とは、脳の変性疾患や脳血管障害によって、記憶や思考などの認知機能の低下が起こり、6か月以上にわたって、日常生活に支障をきたしている状態です[4]。加齢による物忘れと、認知症による物忘れの違いを確認してみましょう。

認知症の主症状は認知機能障害（中核症状）と行動・心理症状（BPSD）の２つに分けることができます。

加齢による物忘れと認知症による物忘れの違い

	加齢による物忘れ	認知症による物忘れ
体験したこと	●一部を忘れる 例）朝ごはんのメニュー	●すべてを忘れている 例）朝ごはんを食べたこと自体
物忘れの自覚	●ある	●ない
探し物	●努力して見つけようとする	●誰かが盗んだなど他人のせいにする
日常生活への支障	●ない	●ある
症状の進行	●あまり進行しない	●進行する

認知症の症状の概要

- ●認知機能障害（中核症状）：認知症の人すべてに現れる症状（直接起こる症状）
- ●行動・心理症状（BPSD）：認知機能障害（中核症状）のある人が、周囲の人とのかかわり、環境のなかで示すさまざまな症状（周辺症状）

行動・心理症状（BPSD）

睡眠障害　多動　暴言・暴力

幻覚・妄想　　　　　　　徘徊

不安・焦燥

認知機能障害（中核症状）
記憶障害　見当識障害　判断力の低下
失語・失行・失認　実行機能障害

異食・過食

興奮

意欲の低下　不潔行動　その他　拒絶・拒否

主に認知症を引き起こす疾患としては、**下表**があります。

失語症

失語症は、「出生後に発症した後天的な病気やけがなどによる脳損傷によって、大脳の言語野（言語中枢）の機能が低下あるいは喪失し、病前は正常であった言語能力が低下した状態」[4]と定義されます。これにより、言語の機能の4側面（聞く、話す、読む、書く）が障害されるため、コミュニケーションにも支障をきたします。

言語を司るブローカ野、ウェルニッケ野が障害されると、以下のような特徴的な症状を呈します。

ブローカ野・ウェルニッケ野の障害の特徴

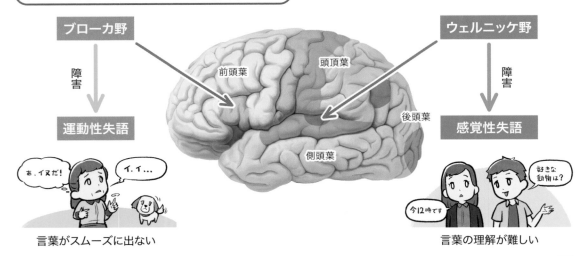

言葉がスムーズに出ない

言葉の理解が難しい

- 言葉の表現が困難で、話すことが難しい状態
- 単語や短い言葉なら話すことができるが、重症例では発語ができなくなる
- 言葉の理解は比較的良好

- 言葉の理解が困難で、他人の話す言葉や文章の意味を把握することが難しい
- 意味のない単語や音を織り交ぜて話すことが多い
- 自分の発話がうまくできていないことの認識が乏しい

2 発声発語器官に問題を有する コミュニケーション障害

構音障害

外傷、奇形、口唇口蓋裂（**図**）などにより、発声発語器官の形態の欠損や過剰部位が生じることによるものを**器質性**の構音障害といい、脳血管障害や神経

変性疾患などで、中枢神経・末梢神経系の損傷にて生じるものを**運動障害性**の構音障害といいます。
両者の構音障害の特徴は、以下のとおりです。

口唇裂と口蓋裂

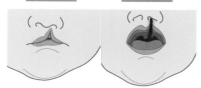

構音障害の特徴

発音の不正確さ	● 特定の音を正確に発音できない
	● 例えば、特定の子音や母音の発音が難しい
発音の代償	● 難しい音を避けて他の音で代用する
	● 例えば、「ら行」の音を「た行」の音で代用するなど
音の置換	● 言葉のなかの音を別の音に置き換える
	● 例えば、「くるま」を「ぐるま」と言ってしまう場合など

3 聴覚器官に問題を有するコミュニケーション障害

老人性難聴

老人性難聴は、一般的に**年齢とともに進行する聴力低下**を指します。主な原因は、耳の内部の組織や経年の変化であり、蝸牛の感覚細胞や内耳神経の障害により生じます。

一般的な純音聴力検査の結果を**下図**に示します。1,000Hz以降の周波数にて聴力レベル（dB）の上昇がみられます。これは高い音が聞き取りにくくなっていることを示しています。

老人性難聴の症状は個人差がありますが、一般的な症状は以下のとおりです。老人性難聴の多くは治癒することはなく、進行性です。

老人性難聴の純音聴力検査の結果

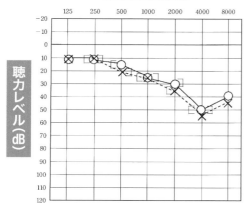

第103回医師国家試験問題　E問題　第54問より引用

老人性難聴の症状と影響

他人の声が聞こえにくい	● 聴力閾値の上昇による
音が歪んで聞こえる	● 語音の明瞭性の低下により音が明確に聞き取れない
背景の騒音に敏感になる	● 補充現象※により一定以上の音を痛みが生じるほど急に大きく感じる
聴力が低下することによる社会的・心理的影響（孤立感、不安、うつ症状など）	● 認知症リスクにもつながる

※蝸牛内にある外有毛細胞の障害による音の大きさの感覚異常

4 看護につなぐための知識

コミュニケーション(話す・聞く)に困難を抱えた対象に対して、私たちはどのような支援ができるでしょうか。

1 認知症に対する支援

認知症の検査としては、改訂長谷川式簡易知能評価スケール(HDS-R)やMini-Mental State Examination(MMSE)などが行われます。比較的簡便で5〜10分程度で実施が可能です。

コミュニケーション支援としては、理解度に合わせて簡潔で明確な言葉を使います。相手の感情や状況に応じた会話を行い、否定や訂正を重ねたり、不安にさせるような言動は避けなくてはなりません。

2 失語症に対する支援

ゆっくりとわかりやすく、また短い言葉で話しましょう。内容も簡単な言葉で意思疎通を図ることが大切です。また、言語に限らずコミュニケーションボードや絵カードを使用して患者とのコミュニケーションを促進することも有効です。ただし、話す、

聞く、読む、書くといった言語機能が低下した状態にあるため50音表は適しません。原疾患の治療と同時に言語聴覚士の専門的な評価を参考にしながら情報共有を行い、言語機能の回復に向けたリハビリテーションを行うことが望まれます。

コミュニケーションボードの例

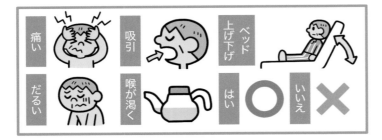

50音表の例

わ	ら	や	ま	は	な	た	さ	か	あ
を	り	ゆ	み	ひ	に	ち	し	き	い
ん	る	よ	む	ふ	ぬ	つ	す	く	う
｜	れ	゛	め	へ	ね	て	せ	け	え
ー	ろ	゜	も	ほ	の	と	そ	こ	お
1	2	3	4	5	?	っ	ゃ	ゅ	ょ
6	7	8	9	0	!				

3 構音障害に対する支援

視覚的な手段の使用を促してみましょう。失語症と違い言語機能そのものは保たれていますので、筆談や50音表が活用可能です。

4 老人性難聴に対する支援

やや低音の声で明瞭に話し、身振りや手振り、ジェスチャーなどの視覚的な手がかりを活用すると効果的です。いくらかは大きな声も必要ですが、大きすぎると耳に痛みを生じます(補充現象)。また、プライベートな情報や周囲に知られたくないようなデリケートな内容を含む会話の場合などは配慮が求められますので、病室や診療室などの環境を整えましょう。

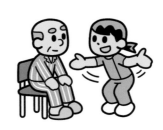

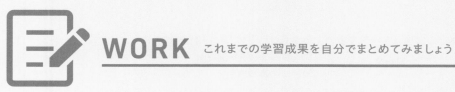

WORK これまでの学習成果を自分でまとめてみましょう

1）スピーチチェーンモデルを使い、自分（話し手）と友だち（聞き手側）との音声情報の流れをまとめてみましょう。

2）私たちが「話す」ためには多くの発声発語器官が協調的にはたらいています。主な発声発語器官である下記の3つについて、その機能を自分の言葉で整理しましょう。

❶気道（気管）

❷喉頭（声帯）・咽頭

❸口腔・鼻腔

3) 大脳の頭葉と聴覚器官の白地図を自分で書いてみましょう(P.117、119を参考に)。

大脳

聴覚器官

4) 運動性失語と感覚性失語の違いについて下表を埋めて確認しましょう。

	障害される頭葉	障害される言語野	特徴
運動性失語	〔　　　　　　　〕	〔　　　　　　　　　〕	● 言葉の表現が困難 ● 話すことは難しいが言葉の理解は比較的良好
感覚性失語	〔　　　　　　　〕	〔　　　　　　　　　〕	● 言葉の理解が困難 ● 意味のない単語や音を織り交ぜて話すことが多く、発語に問題があることへの認識が乏しい

5) コミュニケーションに支障をきたす原因は大きく分けて下記の3つに分けられますが、それぞれどのような障害や症状があるか書いてみましょう。

❶大脳に問題を有するコミュニケーション障害　〔　　　　　　　　　　　　　　　　　　　　　〕

❷発声発語器官に問題を有するコミュニケーション障害　〔　　　　　　　　　　　　　　　　　〕

❸聴覚器官に問題を有するコミュニケーション障害　〔　　　　　　　　　　　　　　　　　　　〕

事例で学ぶ

脳血管障害で失語がみられる患者さんの援助を考えてみましょう

Eさん（50歳・男性）は、仕事中に急に激しい頭痛と強い吐き気に襲われ、嘔吐した。職場の同僚が救急車を要請し救急搬送された病院でCT検査を行った結果、中大脳動脈に動脈瘤があり緊急でクリッピング手術が行われた。術後、意識は回復したものの錯語（さくご）が多く、コミュニケーションが成立しない状況になった。Eさんの妻（46歳）は夫の姿を見て強いショックを受けている。

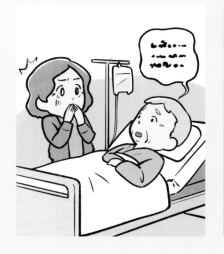

> ### ✍ ひとくち MEMO ｜ 動脈瘤とクリッピング手術
>
> 　動脈瘤とは血管壁が薄くもろくなり、風船のように膨らんだ状態のこと。全身の血管にできる可能性があり、原因や生じた血管の場所などにより分類される。脳や心臓などの重要な臓器や大動脈にできた動脈瘤が破裂すると、生命にかかわる大出血につながるため注意が必要である。
>
> 　クリッピング手術とは脳動脈瘤治療の一般的な外科手術の1つで、脳動脈瘤が破裂しないように動脈瘤の根元を金属製クリップで挟み、脳動脈瘤への血流を遮断して破裂を予防する治療。

Q1 Eさんの状態について考えてみましょう。

①脳動脈瘤とはどういう状態でしょうか。

②コミュニケーションが成立しない、Eさんの今の状態を何というでしょうか。
〔　　　　　　　　　　　　　　　　　　　　　　〕

③錯語（話そうとしたり書こうとしたりするときに、誤って表出される言葉）が多いEさんの失語症の種類は何でしょうか。
〔　　　　　　　　　　　　　　　　　　　　　　〕

④上記より、Eさんの言語野のどこに障害が起こったと考えられますか。
〔　　　　　　　　　　　　　　　　　　　　　　〕

⑤錯語以外に、感覚性失語にみられる症状にはどのようなものがありますか。

Q2 言語障害があるEさんとショックを受けている奥さんに対してあなたはどのような援助を考えますか。

ワーク解答

1）自分（あなた）が大脳で友だちに伝えたい情報や意図を考えます。運動神経を経て発声発語器官を動かして言葉を発し、その言葉が音声信号として空気中を伝わります。その音声は友だちの聴覚器官である耳で音声信号として捉えられ、側頭葉の聴覚野で解読されることであなたの言葉の意図を理解します。この流れが相互に繰り返されることでコミュニケーションが成立し、会話が進みます。

2）①話す際に空気（呼気）が口腔側に向かって流れることにより声帯の振動に関与し、「話す」の元となる「音」が生成される。

②上気道に位置しており、その中に、声帯が存在する。声帯は喉の中にある2本の筋肉の帯である。声帯は張り具合を調整し、呼気に伴い振動させることで、「音」を発生（発声）させる。発生された音声は咽頭の空洞の中で共鳴される。

③口腔の空間は音声が形成される重要な部分で、生成された音が舌や口蓋、口唇などの口腔内の構造によって変化し、さまざまな音を出し分ける。鼻腔も音声生成に影響を与える重要な要素であり、鼻腔が開いているか閉じているかによって外界に出ていく音が変化する。

3）P.117図、P.119図を参照。

4）運動性失語：（左から）前頭葉、ブローカ野、感覚性失語：（左から）側頭葉、ウェルニッケ野

5）①認知症・失語症、②構音障害、③老人性難聴

事例解答

Q1①脳動脈瘤は脳血管壁に動脈瘤ができた状態のこと。未破裂状態ではほとんどが無症状であり、脳ドックなどで発見されることが多い。大きくなってまわりの神経や脳を圧迫すると、頭痛や物が二重に見えるといった症状が現れることがある。大きくなると一定の確率で破裂して、くも膜下出血を引き起こす。

②失語症

③感覚性失語

④ウェルニッケ野

⑤●言葉の理解（相手の話を聞いて理解する）が困難。

●意味のない単語や音を織り交ぜて話すことが多い。

●発語に問題があることへの認識が乏しい。

Q2●ゆっくりとわかりやすい言葉を使う

●長文を避け、短い言葉で話をする

●ジェスチャーなどの非言語的コミュニケーションを活用する

●コミュニケーションボードや絵カードの使用を検討する（運動性失語には有効だが、感覚性失語には不適な場合もある）

●言語聴覚士の専門的な評価を仰ぎ、情報共有を行いながら多職種でかかわる

●少しずつ改善していくことを伝え、焦りや不安などの精神的なケアも同時に行う

引用文献

1．新村出 編：広辞苑 第6版．岩波書店，東京，2008．

2．ピーター・B．デニシュ，エリオット・N．ピンソン 著，神山五郎，戸塚元吉 共訳，切替一郎，藤村靖 監：話しことばの科学－その物理学と生物学．東京大学出版会，東京，1966．

3．A．Mehrabian：Silent messages．Wadsworth，Belmont，California，1971．

4．認知症施策の現状　厚生労働省老健局高齢者支援課認知症・虐待防止対策推進室．https://www.mhlw.go.jp/file/05-Shingikai-11901000-Koyoukintoujidoukateikyoku-Soumuka/0000069443.pdf（2023年8月8日閲覧）

● 人体の方向は、3つの基準面(水平面・矢状面・冠状面)をもとに表されます。

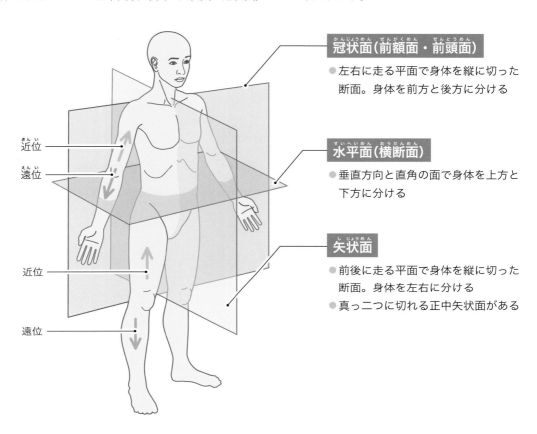

冠状面(前額面・前頭面)

● 左右に走る平面で身体を縦に切った断面。身体を前方と後方に分ける

水平面(横断面)

● 垂直方向と直角の面で身体を上方と下方に分ける

矢状面

● 前後に走る平面で身体を縦に切った断面。身体を左右に分ける
● 真っ二つに切れる正中矢状面がある

近位
遠位
近位
遠位

水平面

頭側(上方)
尾側(下方)

矢状面

外側
外側
内側
内側
正中矢状面

冠状面

背側(後方)
腹側(前方)

〈引用文献〉瀧澤敬美:おもしろくなる解剖生理. プチナース2022年5月臨時増刊号;31(6):13.

略　語	綴　り	和　訳
CO_2	carbon dioxide	二酸化炭素
H_2O	hydrogen oxide	水
ATP	adenosine triphosphate	アデノシン三リン酸
PO_2	partial pressure of oxygen	酸素分圧
PCO_2	partial pressure of carbon dioxide	二酸化炭素分圧
PaO_2	partial pressure of arterial oxygen	動脈血酸素分圧
$PaCO_2$	partial pressure of arterial carbon dioxide	動脈血二酸化炭素分圧
Na	natrium	ナトリウム
K	kalium	カリウム
Cl	chlorine	クロール
IgG	immunoglobulin G	免疫グロブリンG
IgA	immunoglobulin A	免疫グロブリンA
IgM	immunoglobulin M	免疫グロブリンM
IgD	immunoglobulin D	免疫グロブリンD
IgE	immunoglobulin E	免疫グロブリンE
pH	potential hydrogen	水素イオン指数
EPO	erythropoietin	エリスロポエチン
TPO	thrombopoietin	トロンボポエチン
G-CSF	granulocyte colony stimulating factor	顆粒球コロニー刺激因子
GM-CSF	granulocyte macrophage colony stimulating factor	顆粒球マクロファージコロニー刺激因子
M-CSF	macrophage colony stimulating factor	マクロファージコロニー刺激因子
HCO_3^-	hydrogencarbonate	重炭酸イオン
TSH	thyroid stimulating hormone	甲状腺刺激ホルモン
ADH	antidiuretic hormone	抗利尿ホルモン（バソプレシン）
ACTH	adrenocortocotropin	副腎皮質刺激ホルモン
GH	growth hormone	成長ホルモン
FSH	follicle stimulating hormone	卵胞刺激ホルモン

略　語	綴　り	和　訳
LH	luteinizing hormone	黄体形成ホルモン
T_3	triiodothyronine	トリヨードサイロニン
T_4	thyroxine	サイロキシン
Ca	calcium	カルシウム
REM	rapid eye movement	急速眼球運動
QOL	quality of life	生活の質（生命の質）
CT	computed tomography	コンピューター断層撮影
SpO_2	saturation of percutaneous oxygen	経皮的動脈血酸素飽和度
BPSD	behavioral and psychological symptoms of dementia	認知症の行動・心理症状
GFR	glomerular filtration rate	糸球体ろ過量
H	hydrogen	水素

索引

看護につなぐ
人体の構造と機能

2024年3月4日　第1版第1刷発行	編　著	池西　静江
	発行者	有賀　洋文
	発行所	株式会社　照林社

〒112-0002
東京都文京区小石川2丁目3-23
電話　03-3815-4921（編集）
　　　03-5689-7377（営業）
https://www.shorinsha.co.jp/
印刷所　大日本印刷株式会社